呼吸道传染病
个人防护用品
应用指导手册

冯靖祎　主编

Application Guidance for
Personal Protective Equipment against
Respiratory Infectious Diseases

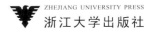

浙江大学出版社

图书在版编目（CIP）数据

呼吸道传染病个人防护用品应用指导手册 / 冯靖祎主编 .
—杭州：浙江大学出版社，2020.9
ISBN 978-7-308-20464-4

Ⅰ . ①呼… Ⅱ . ①冯… Ⅲ . ①呼吸系统疾病—防疫—
个体防护装备—手册 Ⅳ . ① R183-62

中国版本图书馆 CIP 数据核字（2020）第 150496 号

呼吸道传染病个人防护用品应用指导手册

冯靖祎 主编

责任编辑	张　鸽　殷晓彤
责任校对	张凌静
封面设计	续设计-黄晓意
出版发行	浙江大学出版社
	（杭州市天目山路 148 号　邮政编码 310007）
	（网址:http://www. zjupress. com）
排　　版	杭州朝曦图文设计有限公司
印　　刷	浙江省邮电印刷股份有限公司
开　　本	710mm×1000mm　1/16
印　　张	9.75
字　　数	186 千
版 印 次	2020 年 9 月第 1 版　2020 年 9 月第 1 次印刷
书　　号	ISBN 978-7-308-20464-4
定　　价	120.00 元

编 委 会

主　编：冯靖祎

副主编：孙　静

编　委（按姓氏拼音排序）：

声　明

　　本书所涉及的个人防护用品样品均于 2020 年 1—4 月新型冠状病毒肺炎疫情期间来自国内外的企业或个人 。样品的包装、说明、样式及质量等仅代表某品牌当时批次。若相关人员需购买个人防护用品，请以企业官方说明为基础，并以各官方机构认证为准。

序 一

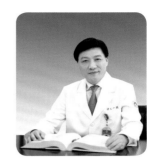

　　自新型冠状病毒肺炎（简称新冠肺炎）疫情暴发以来，在以习近平同志为核心的党中央的坚强领导下，全国人民团结奋斗，取得了疫情防控的阶段性胜利。而在另一方面，我们也发现新形势下国家公共卫生应急管理体系尚有许多可以改进之处。

　　医疗机构是公共卫生应急管理体系建设的重要参与单位，承担着患者救治和传染病防控的双重任务。浙江大学医学院附属第一医院（简称浙大一院）作为国家传染病医学中心、国家区域医疗中心及浙江省新冠肺炎危重症救治中心，在抗疫过程中贯彻落实党委领导下的院长负责制，践行"守土有责、守土担责、守土尽责"的光荣使命，强化"四个集中"战略思维，实现"零漏诊、零感染、零死亡"的总体目标。疫情期间，为助力健全医院应急管理体系，浙大一院承担了浙江省重点研发应急专项课题"大型公立医院新冠肺炎救治应急管理体系构建及协同运行研究"。本书作为该课题的重要研究成果之一，也是对应急管理体系内涵的延伸和补充。

　　面对呼吸道传染病，如何科学地储备、鉴别和合理分配个人防护用品是健全医院应急物资储备体系需要解决的关键问题，这也是为保障"零感染"提供重要支撑。本书从呼吸道传染病的类型与特征、防护法规依据及相关防护用品分类出发，对比研究了国内外个人防护用品的生产标准、性能测试等指标，并基于现有环境风险等级，对不同风险的公共场所做了精细化分级，进而对应用场景与防护用品的性能要求进行匹配，由此形成个人防护用品应用指导，具有很强的实用性和可借鉴性。

　　此外，本书通过文献综述，梳理总结了个人防护用品的应用原则以及个人防护用品紧缺情况下的应对措施，为政策制定、制度完善提供参考。本书还对疫情期间流通的防护用品进行抽样检测，科学地对比评价样品的有效性，提出临床快速评价体系构建的新方法，为持续开展个人防护用品的临床跟踪评价打开新思路，也为完善市场监管体系提供新方案。本书还展示了大量的常见个人防护用品，为读者系统认识这类用品提供直接指导。

　　综上，本书为个人防护用品生产标准与精准应用提供了有力参考，对健全医院内感染防控体系、完善应急物资储备体系具有重要的理论意义和应用实践价值。希望本书能激发业界和社会对个人防护用品生产标准、全过程质量监管和院内感染防控体系等方面的深入探讨，从而提出更多思考和独到见解。这些亦是《呼吸道传染病个人防护用品应用指导手册》出版的价值所在。

是为序。

浙江大学医学院附属第一医院 党委书记

梁廷波

2020 年 7 月

序 二

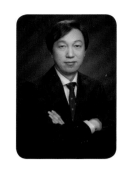

　　2020，岁在庚子，一场突如其来的新冠肺炎疫情蔓延全球，人类发展面临着严峻考验。中国用 1 个月的时间初步遏制了疫情蔓延的势头，用 3 个月的时间取得了武汉保卫战、湖北保卫战的决定性成果。我身在武汉，心潮起伏，既感受到了疫情的凶险与无情，也见证了人间的真情与大爱，更体会到了社会制度的优越性和社会的温暖。全国联防联控、统一指挥，同舟共济、凝心聚力，守望相助、共克时艰。同时，中国也为全球疫情防控提供了一套值得借鉴的成功经验。

　　突发呼吸道传染病公共卫生事件是对我国公共卫生体系、生产供应能力、国民基本卫生教育建设的全面考验。在总结成功经验的同时，我们还应反思防控体系的短板与不足，探讨疫情给我们带来的思考与启示，包括在应对突发公共卫生事件时防护物资的储备与保障、平战时的演练和转换、应急机制的建立与响应、公共卫生防疫知识的认知与普及等。

　　因此，梳理和分析个人防护用品及其应用的相关知识和管理制度，不仅能为医疗服务及管理机构提供决策支持，为防疫相关产品的准入和监管提供参考，而且能提高民众对个人防护用品的认识、了解，促进大家正确使用个人防护用品。

　　《呼吸道传染病个人防护用品应用指导手册》一书囊括了多个国家个人防护用品的生产标准、管理方法，总结了严重急性呼吸综合征、甲型流感、中东呼吸综合征及新型冠状病毒肺炎等多个呼吸道传染病的防控经验，研究形成了呼吸道传染病个人防护用品的应用选择标准和管理方案。

　　希望本书的推广使用，能有助于进一步提高公众的卫生防范意识，为应对呼吸道传染性疾病疫情做好相应准备，为完善我国应急物资储备体系的建设提供借鉴与参考建议。

　　是为序。

华中科技大学同济医学院附属协和医院 副院长

张　强

2020 年 7 月

前　言

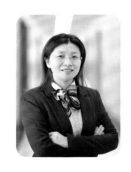

　　人类的健康一直受到传染病的严重威胁。全球化、城市化所带来的人口频繁流动为新发和再生传染病在全球的蔓延创造了条件。21世纪以来，全球范围内已发生多次由冠状病毒引起的呼吸道传染病流行，如严重急性呼吸综合征（severe acute respiratory syndrome，SARS）、中东呼吸综合征（Middle East respiratory syndrome，MERS）等，它们普遍具有传染性强、传播途径多、人群普遍易感等特性。同时，人们缺乏对新发呼吸道传染病的认识，使得新发呼吸道传染病成为对人类健康的最大威胁之一。有效阻断传播途径是控制呼吸道传染病，尤其是新发呼吸道传染病的措施之一。而医疗机构是典型的中高风险场所，尤其要注重感染控制。

　　中国、美国等国家的疾病预防控制中心在多次呼吸道传染病暴发中总结的防控经验认为，最有效的防控手段是直接去除传染源，即治愈疾病，较为主动且有效的控制传染方式是通过工程和管理防控手段隔离人群，而使用个人防护用品是对工程和管理防控手段的补充。典型的工程防控手段包括通风系统、隔离病房等，典型的管理防控手段包括远程办公、预约制、机器人替代等。此外，对公共场所进行经常性的清洁消毒、保证个人手卫生以及保持一定的社交距离等，是比仅使用个人防护用品更有效率的防控方式，因为在没有确保工程和管理防控手段的环境中，即使提高防护用品的等级也面临高感染风险。

　　当发生呼吸道传染病尤其是新型呼吸道传染病时，除医疗机构采取有效的工程或管理防控手段、手卫生措施等以外，无论是患者还是医务工作者，都应采取合理的个人防护措施。回归到个人防护用品使用本身，若防护不当将增加个体暴露的风险，而防护过当又有损害身体健康的风险。因此，大众尤其可能与呼吸道传染病密切接触的工作者普遍关心如何科学合理地选择正确的防护用品，如何在物资紧缺时选择可替代的个人防护用品，如何在不同应用场景中恰当使用个人防护用品等。

　　在 2020 年初出现的新冠肺炎疫情中，浙大一院作为国家感染性疾病临床医学研究中心依托单位，虽然在传染病防治方面有丰富的经验，但面对春节期间防护物资供给不足的现实，仍然面临着疫情防控和患者诊治的双重压力。对于医院内医疗器械的管理者和供给者来说，在物资紧缺的情况下，面对来自世界各地不同标准、五花八门的个人防护用品，判别其有效性成为院内感染防控的关键任务之一。在疫情期间，面对全面指导普遍缺乏的现状，浙大一院医疗器械临床评价技术研究实验室充分发挥临床医学工程的专业优势，从疫情防控对个人防护用品的需求出发，对呼吸道传染病个人防护用品的相关法律法规、呼吸道传染病的类型、个人防护用品的标准及性能指标、应用分级、应用原则及应用建议等方面进行梳理和细致分析，对常见个人防护用品进行收集、整理和说明，并对多种医用口罩和医用防护服进行关键指标测试，以期为有关部门或机构提供呼吸道传染病个人防护用品标准的学习参考和个人防护用品的应用建议等。

本书分为三部分，共 14 章。第一部分（第 1～6 章）是对呼吸道传染病个人防护的法规依据、应用建议的理论概述等；第二部分（第 7～10 章）专门对常见医用口罩和医用防护服进行样品展示、介绍和评测分析；第三部分（第 11～14 章）是对其他常见个人防护用品的展示和介绍。第 1 章主要介绍了本书适用的具体范围和相关法规与依据；第 2 章包含个人防护用品的中国标准与国外标准对照，作为在国内使用并进行个人防护用品等级辨别的参考；第 3 章对各标准内的关键性能指标进行对比分析和说明。此三章能够为机构管理部门防护物资的选择、采购和甄别提供建议，或为标准制定者提供参考。第 4 章描述了通过环境风险评估指导不同环境下的个人防护用品分级使用的方法。第 5 和 6 章则是为医疗机构或个人提供个人防护用品的使用原则及常见生活场景的使用建议。第 8 和 10 章分别介绍了医用口罩和医用防护服的主要性能指标及抽测结果。其他各章则列举了个人防护用品的品目种类，为认识和选择个人防护用品提供参考。

个人防护用品性能、应用等各方面都在不断地发展。本书对当前掌握的知识与经验进行梳理和总结，若有不当之处，请读者不吝指出。同时，感谢为本书提供专业指导的各位专家以及辛勤付出的编者。

浙江大学医学院附属第一医院 医工信息部主任

冯靖祎

第一部分 概 述

目 录

第三部分　其他常见个人防护用品

第一部分

概　述

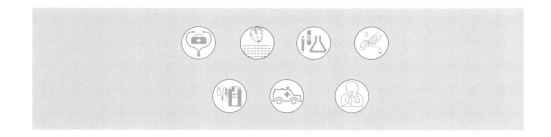

第 1 章

呼吸道传染病个人防护概述

1.1　法规与依据

　　世界各国对防护用品有不同的法规条例和标准规范，本小节梳理了美国、欧盟和我国关于防护用品的法规，以及世界卫生组织（World Health Organization，WHO）和各国疾病预防控制中心（Centers for Disease Control and Prevention，CDC）对呼吸道传染病防控指南中所涉及的防护用品的使用指导，阐述了防护用品的使用目的、定义等。

　　美国联邦政府法规 29 CFR 1910《职业安全与健康标准》（29 CFR Part 1910—Occupational Safety and Health Standards，OSHS）对职业安全和健康标准做了规定。该条例明确，个人防护用品（personal protective equipment，PPE）指的是可穿戴装备，以最大限度地降低使用者暴露于引起严重职业损伤和疾病危险环境中的风险，包括手套、安全眼镜、安全鞋子、耳塞或耳罩、安全帽、呼吸器或工作服、背心和全身套装等。职业损伤和疾病可能是由接触化学、辐射、物理、电气、机械或其他工作场所危险导致的。PPE 都应安全设计和制造，且清洁可靠、穿戴舒适，使得工作人员愿意使用。如果 PPE 尺寸或大小不合适，那么可能导致暴露。当工程、工作实践和行政控制不可行或不能提供足够的保护时，用人单位必须为其工作人员提供 PPE 并通过培训确保其能正确使用。该法规直接明确了眼护具、医用防护服装、呼吸防护用品等 PPE 的国家强制标准。

　　欧盟法规 2016/425 [Regulation (EU) 2016/425 of the European Parliament and of the Council of 9 March 2016 on Personal Protective Equipment and Repealing Council Directive 89/686/EEC] 明确 PPE 是指防止个人受到一种或多种威胁健康和安全的危险因子伤害而设计制造的可穿戴装备，或者这些可穿戴装备中具备防护功能的关键部件或连接系统。连接系统指的是连接 PPE 和非永久固定的及无须固定使用的外部设备或网络锚固点的系统。根据危险因子等级，PPE 可被归为 3 类，其中第 3 类防护用品要求能够预防有非常严重后果可能的风险，如死亡或对健康造成不可逆转的损害，这些风险可能来自有害健康的物质和混合物、缺氧环境、有害生物制剂、电离辐射、高温环境、低温环境、从高处坠落、触电和带电作业、溺水、用手持式电锯切割、高压射流、枪伤或刀刺和有害噪音。根据该法规，呼吸道传染病防护用品应属于第 3 类。该法规指出，职业防护用品与逃生防护用品不同，职业防护用品强调因工作需要而不得不在危险环境中工作一段时间时穿戴的专业防护用品。该法规还强调，对防护用品的正确管理和使用是同等重要的，需要建立管理相关的法律和条例。

在我国，与呼吸道防护用品相关的法规主要有《中华人民共和国职业病防治法》（以下简称职业病防治法）。职业病是指企业、事业单位和个体经济组织（以下统称用人单位）的劳动者在职业活动中，因接触粉尘、放射性物质和其他有毒、有害物质等因素而引起的疾病。用人单位必须采取有效的职业病防护设施，并为劳动者提供个人使用的、符合职业病防治要求的职业病防护用品，为劳动者提供上岗前和在岗期间的定期职业卫生培训，指导劳动者正确使用职业病防护设备和个人使用的职业病防护用品。该法规对职业防护用品的使用提出要求，但未明确防护用品的类型。根据《职业病分类和目录》（国卫疾控发〔2013〕48 号），在呼吸系统疾病或职业性传染病清单中未包含新冠肺炎及其他呼吸道传染病，某种程度上导致呼吸道传染病防护所需的 PPE 不属于《职业病防治法》的管理范畴。换而言之，我国现有法律法规中缺少对医务工作者职业防护的专业和完整解释。作为使用指引，卫生部《WS/T 311—2009 医院隔离技术规范》及国家卫生和计划生育委员会制定了《WS/T 511—2016 经空气传播疾病医院感染预防与控制规范》等部门规范性文件，对医院内工作人员个人防护做了解释和使用推荐性规范。

除以上法律法规及防护用品生产相关强制标准、行业标准外，传染病防控工作相关的规范和标准等文件可能提及对防护用品的标准要求，如我国的 WS/T 511—2016、美国的 NFPA 1999 和 NFPA 1994。这类规范或标准文件指出，医院感染控制的有效手段包括减少传染源暴露、工程手段控制、管理手段控制和个人防护用品使用。WS/T 511—2016 指出，在诊治疑似或确诊经空气传播疾病患者时，应在标准预防的基础上，根据疾病传播途径采取空气隔离防护措施，医疗机构工作人员应按照分级防护原则选用防护用品，按照 WS/T 311—2009 的要求使用和穿脱防护用品，并按照《医疗废物管理条例》中的要求进行处置。该规范文件提出要对医务人员做四个层级的分级防护，这起到了很好的指导作用。但在实际应用中发现，防护级别还需要更精细化。

针对传染病，WHO 和世界各国 CDC 都制定了防控指南，如 WHO 针对流行性和大流行性急性呼吸道感染制定的防控指南和针对新冠肺炎制定的防控指南 Infection Prevention and Control during Health Care When Novel Coronavirus（nCoV）Infection Is Suspected 都强调要根据风险评估结果正确选择和使用 PPE，以降低呼吸道病原体传播的可能性。美国 CDC 和我国 CDC 发布的新冠肺炎防控指南同样提到要正确使用 PPE。WHO 指南 Infection Prevention and Control of Epidemic- and Pandemic-Prone Acute Respiratory Infections in Health Care 和美国 CDC 指南 Infection Control in Healthcare Personnel：Infrastructure and Routine Practices for Occupational Infection Prevention and Control Services 明确提出，PPE 使用的有效性基于充足和定期的供应、充分的员工培训、正确的手卫生及恰当的人类行为。

1.2　呼吸道传染病及其特征

根据《中华人民共和国传染病防治法（修订）》，传染病可分为甲、乙、丙三类，致病原含细菌和病毒两种病原体。常见呼吸道传染病有飞沫、气溶胶和接触传播的特性，部分有血液传播的能力，部分不能人传人（见表 1.1～表 1.3）。

表 1.1　常见甲类呼吸道传染病及其特征

名称	致病原	临床典型表现	传播途径	易感人群
鼠疫 （plague）	鼠疫耶尔森氏菌 （the bacteria Yersinia pestis）	鼠疫类型主要有腺鼠疫、肺鼠疫及败血型鼠疫等。其中，最常见的是腺鼠疫，腺鼠疫患者通常表现为发热和局部淋巴结肿大，治愈率高。肺鼠疫患者常表现为高热、咳嗽、胸闷、呼吸困难、咯血，起病急，病情进展快，如得不到及时治疗，病死率高。败血型鼠疫患者的症状也较为严重，预后较差	主要通过病媒生物（如鼠、旱獭等啮齿类动物）传播，也可通过接触、飞沫和消化道传播	人群普遍易感

表 1.2　常见乙类呼吸道传染病及其特征

名称	致病原	临床典型表现	传播途径	易感人群
新型冠状病毒肺炎（COVID-19）	新型冠状病毒（SARS-CoV-2）	临床主要表现为发热、干咳、乏力。少数患者伴有鼻塞、流涕、咽痛、肌痛和腹泻等症状	主要通过飞沫和接触传播，存在气溶胶传播的可能	人群普遍易感
重症急性呼吸综合征/传染性非典型肺炎（SARS）	SARS 病毒（SARS-CoV）	起病急，以发热为首发症状，一般体温＞38℃，偶有畏寒；可伴有头痛、关节酸痛、肌肉酸痛、乏力、腹泻；常无上呼吸道卡他症状；可有咳嗽，多为干咳，少痰，偶有血丝痰；可有胸闷，严重者可出现呼吸加速、气促或有明显呼吸窘迫。肺部体征不明显，部分患者可闻及少许湿啰音，部分患者或有肺实变体征。注意：有少数患者不以发热为首发症状，尤其是有近期手术史或有基础疾病的患者	主要传播方式为近距离飞沫传播或接触患者呼吸道分泌物	人群普遍易感
人禽流行性感冒/人感染高致病性禽流感（avian influenza）	禽流感病毒（avian influenza virus）	已证实感染人的禽流感病毒亚型为 H5N1、H7N1、H7N2、H7N3、H7N7、H9N2 和 H7N9。其中，高致病性 H5N1 和 H7N9 亚型尤为引人关注。不同亚型的禽流感病毒感染人类后可引起不同的临床症状。感染 H9N2 亚型的患者通常仅有轻微的上呼吸道感染症状，部分患者甚至没有任何症状；感染 H7N7 亚型的患者主要表现为结膜炎；重症患者一般为 H5N1 亚型病毒感染。患者急性起病，早期表现类似于普通型流感，主要为发热，体温大多持续在 39℃ 以上，可伴有流涕、鼻塞、咳嗽、咽痛、头痛、肌肉酸痛和全身不适。部分患者可有恶心、腹痛、腹泻、稀水样便等消化道症状	呼吸道传播，或密切接触感染的禽类分泌物或排泄物，或直接接触病毒。少数非持续的 H5N1 亚型发生人际间传播，未发现 H7N9 亚型在人与人之间持续传播	目前，感染 H5N1 亚型的病例大多数为年轻人和儿童；感染 H7N9 亚型的以老年男性居多
麻疹（measles）	麻疹病毒（a virus in the paramyxovirus family）	特征表现有发热、上呼吸道炎症、眼结膜炎，以及皮肤出现红色斑丘疹和颊黏膜上有麻疹黏膜斑，疹退后遗留色素沉着伴糠麸样脱屑。常并发呼吸道疾病（如中耳炎、喉气管炎、肺炎等）及麻疹脑炎、亚急性硬化性全脑炎等严重并发症	呼吸道分泌物飞沫传播	未接种疫苗的人群，尤其儿童

续　表

名称	致病原	临床典型表现	传播途径	易感人群
炭疽 （anthrax）	炭疽杆菌 （anthrax bacteria）	特征表现有皮肤坏死、溃疡、焦痂和周围组织广泛水肿及毒血症症状，皮下及浆膜下结缔组织出血性浸润；血液凝固不良，呈煤焦油样，偶可引致肺、肠和脑膜的急性感染，并可伴发败血症	主要通过接触感染；呼吸道传染炭疽多见于皮毛加工业从业人员	自然条件下，食草兽最易感，人类中等敏感；动物及畜产品加工接触较多者，及误食病畜肉的人员
肺结核 （tuberculosis）	结核分枝杆菌 （mycobacterium tuberculosis）	有较密切的结核病接触史，起病可急可缓，临床表现多为低热（午后为著）、盗汗、乏力、纳差、消瘦、女性月经失调等；呼吸道症状有咳嗽、咳痰、咯血、胸痛、不同程度胸闷或呼吸困难	飞沫传播	老年人、慢性呼吸道疾病和糖尿病患者、未接种卡介疫苗者
百日咳 （whooping cough）	百日咳杆菌 （bordetella pertussis-bordetella parapertussis）	咳嗽逐渐加重，呈典型的阵发性、痉挛性咳嗽，咳嗽终末出现深长的鸡啼样吸气性吼声，病程长达2～3个月	飞沫传播	5 岁以下的小儿最易感。小儿预防注射疫苗 10 年后的百日咳感染率与未接种者无区别
白喉 （diphtheria）	白喉杆菌 （corynebacterium diphtheriae）	特征表现有发热，气闷，声音嘶哑，犬吠样咳嗽，咽、扁桃体及其周围组织出现白色伪膜。严重者全身中毒症状明显，可并发心肌炎和周围神经麻痹。白喉可分为四种类型，其发生率由高到低依次为咽白喉、喉白喉、鼻白喉和其他部位的白喉	飞沫和接触传播	在成年人和年长儿童，以咽白喉居多；其他类型的白喉较多见于幼儿
布鲁氏菌病 （Brucellosis）	布鲁氏菌 （Brucella）	临床表现变化多端，简单表现可以有局部脓肿，复杂表现有几个脏器和系统同时受累。羊型和猪型布鲁氏菌病的症状大多较重；牛型的症状较轻，部分病例不发热。国内以羊型布鲁氏菌病最为多见，未经治疗者的自然病程为3～6个月（平均4个月），但也可短至仅1个月或长达数年以上。其病程一般可分为急性期和慢性期，牛型布鲁氏菌病的急性期常不明显。潜伏期为7～60天，一般为2～3周，少数患者在感染后数月或1年以上发病	直接接触传播、消化道传播、呼吸道传播。呼吸道传播常见于吸入被污染的飞沫、尘埃的情况	人群普遍易感

表 1.3　常见丙类呼吸道传染病及其特征

名称	致病原	临床典型表现	传播途径	易感人群
流行性感冒 （influenza）	流感病毒 （influenza virus）	典型的临床症状有急起高热、全身疼痛、显著乏力和轻度呼吸症状。其高发期一般在秋冬季节，所引起的并发症和死亡现象非常严重。该病是由流感病毒引起的，可分为甲（A）、乙（B）、丙（C）三型。甲型病毒经常发生抗原变异，传染性大，传播迅速，极易发生大范围流行。甲型 H1N1 也就是甲型流感之一。本病具有自限性，但婴幼儿、老年人和存在心肺基础疾病的患者容易并发肺炎等严重并发症而死亡	飞沫和接触传播	人群普遍易感
流行性腮腺炎 （epidemic parotitis）	腮腺炎病毒 （Mumps virus）	流行性腮腺炎前驱症状较轻，主要表现为一侧或两侧以耳垂为中心，向前、后、下的肿大，肿大的腮腺常呈半球形且边缘不清，表面发热，有触痛。一般于 7～10 天消退。本病为自限性疾病，目前尚缺乏特效药物	飞沫和接触传播	儿童和青少年
风疹 （rubella）	风疹病毒 （rubella virus）	包括先天性感染和后天获得性感染。特征为前驱期短、低热、皮疹及耳后、枕部淋巴结肿大	飞沫和接触传播，母婴传播	一般多见于儿童；在流行期也常见中青年和老年人中发病

注：对于乙类传染病中的新型冠状病毒感染的肺炎、传染性非典型肺炎、炭疽中的肺炭疽和人感染高致病性禽流感，我国采取《传染病防治法》甲类传染病的预防、控制措施。表格内容参考了中国疾病预防与控制中心、WHO 官方网站及《WS/T 311—2009 医院隔离技术规范》。

1.3　呼吸道传染病相关防护用品分类

美国职业防护管理机构（The United States Occupational Protection Administration，OSHA）将防护用品按防护目的和部位大体分类分为眼面部防护用品、呼吸防护用品、头部防护用品、脚部防护用品、手部防护用品和电气防护用品（Ⅰ部分）（美国联邦政府法规 29 CFR 1910《职业安全与健康标准》）。医用防护用品通常具有专业防护特征，而针对传染病的防护有极强的针对性。根据我国在 2009 年定义的 23 种甲类、乙类传染病，我国卫生部制定了《WS/T 311—2009 医院隔离技术规范》，指出医院隔离防护用品主要包括口罩、帽子、手套、防护镜、隔离衣、防护服和鞋套 7 种。根据最新的《医疗器械分类目录》，医护人员防护用品包含防护口罩、防护服、隔离衣帽、手部防护用品、足部隔离用品和隔离护罩，而外科口罩、外科手套和手术室用衣帽归入手术室感染控制用品类别。为了便于学习和掌握防护用品的分类，根据市场上产品种类的数量，结合常见防护用品的标准，本书将医用防护用品归为口罩、眼护具、防护服装和其他 4 类。其中，其他医用防护用品包含医用帽、医用手套和脚套。医疗器械分类目录、《WS/T 311—2009 医院隔离技术规范》及有关标准对各类防护用品所做的名词释义、部分命名和定义略有出入（详见表 1.4～表 1.7）。

美国法规、日本工业协会标准未对医用防护口罩单独限定性能要求，而是将其纳入自吸过滤式防护口罩管理；而我国单独制定了医用防护口罩国家标准，对医用防护口罩的性能要求高于《GB 2626—2006 呼吸防护用品 自吸过滤式防颗粒物呼吸器》，但 GB 2626—2006 覆盖的产品范围更广。

表 1.4　口罩分类及定义

名称	《医疗器械分类目录》解释	《WS/T 311—2009 医院隔离技术规范》定义	有关标准的释义
一次性使用医用口罩	无	无	《YY/T 0969—2013 一次性使用医用口罩》未做出定义解释，但指出其适用于覆盖使用者口、鼻及下颌，在普通医疗环境中佩戴，用于阻隔口腔和鼻腔呼出或喷出污染物
医用外科口罩	通常用非织造布材料制造，由面罩、定形件、束带等组件加工而成。通过过滤起到隔离作用。适用于手术室医护人员佩戴，以防止皮屑、呼吸道微生物传播到开放的手术创面，并阻止手术患者的体液向医务人员传播，起到双向生物防护的作用	能阻止血液、体液和飞溅物传播，是医护人员在有创操作过程中佩戴的口罩	据《YY 0469—2011 医用外科口罩》，医用外科口罩是适用于临床医务人员在有创操作等过程中佩戴的一次性口罩。医用外科口罩定义：用于覆盖住使用者的口、鼻及下颌，为防止病原体微生物、体液、颗粒物等直接透过而发挥物理屏障作用的一次性口罩
医用防护口罩	是由一种或多种对病毒气溶胶、含病毒液体等有隔离作用的面料加工而成的口罩。在呼吸气流下仍对病毒气溶胶、含病毒液体等有屏障作用，并且在摘下口罩时，口罩的外表面不与人体接触。适用于医疗机构与病毒物料接触的人员佩戴，用于防止来自患者的病毒向医务人员传播	能阻止经空气传播的直径 ≤ 5μm 的感染因子或近距离（＜1m）接触飞沫传播的疾病发生感染的口罩。医用防护口罩的使用包括密合性测试、培训、型号的选择、医学处理和维护	《GB 19083—2010 医用防护口罩技术要求》未做出定义解释，但指出其是适用于医疗工作环境中，过滤空气中的颗粒物，阻隔飞沫、血液、体液、分泌物等的自吸过滤式医用防护口罩

注：《WS/T 311—2009 医院隔离技术规范》将纱布口罩定义为保护呼吸道免受有害粉尘、气溶胶、微生物及灰尘伤害的防护用品；而在《WS/T 511—2016 经空气传播疾病医院感染预防与控制规范》中，不再将纱布口罩作为标准防护用品。

　　《GB 14866—2006 个人用眼护具技术要求》将眼护具定义为防御烟雾、化学物质、金属火花、飞屑和粉尘等伤害眼睛、面部的防护用品，根据外形结构可分为眼镜、眼罩和面罩（见表 1.6）。在《医疗器械分类目录》和《WS/T 311—2009 医院隔离技术规范》中，没有关于眼护具的定义。

表 1.5　眼护具分类及定义

<table>
<tr><th colspan="2">名称</th><th>《医疗器械分类目录》解释</th><th>《WS/T 311—2009 医院隔离技术规范》定义</th><th>《GB 14866—2006 个人用眼护具技术要求》定义</th></tr>
<tr><td rowspan="2">护目镜</td><td>眼镜</td><td rowspan="2">同属于隔离护罩类别，通常由高分子材料制成的防护罩、泡沫条和固定装置组成。非无菌提供，一次性使用。在医疗机构中检查治疗时用于防护，阻隔体液、血液飞溅或泼溅</td><td rowspan="2">可归为护目镜类别，防止患者的血液、体液等具有感染性物质溅入人体眼部的用品</td><td>镜架内装有镜片的眼护具</td></tr>
<tr><td>眼罩</td><td>在头带框架内装有单片或双片镜片的眼护具</td></tr>
<tr><td colspan="2">面罩</td><td>可归为防护面罩（防护面屏）类别，防止患者的血液、体液等具有感染性的物质溅入人体面部的用品</td><td>遮盖整个或部分面部的眼护具</td></tr>
</table>

注:《医疗器械分类目录》中所涉及的放射防护用品等不属于本书呼吸道传染病个人防护用品的范畴。

表 1.6　眼护具分类与外形结构

<table>
<tr><td>名称</td><td colspan="6">样型</td></tr>
<tr><td rowspan="2">眼镜</td><td colspan="3">普通型</td><td colspan="3">带侧光板型</td></tr>
<tr><td colspan="3"></td><td colspan="3"></td></tr>
<tr><td rowspan="2">眼罩</td><td colspan="3">开放型</td><td colspan="3">封闭型</td></tr>
<tr><td colspan="3"></td><td colspan="3"></td></tr>
<tr><td rowspan="3">面罩</td><td>手持式</td><td colspan="2">头戴式</td><td colspan="2">安全帽与面罩组合</td><td>头盔式</td></tr>
<tr><td>全面罩</td><td>全面罩</td><td>半面罩</td><td>全面罩</td><td>半面罩</td><td>头盔式</td></tr>
<tr><td></td><td></td><td></td><td></td><td></td><td></td></tr>
</table>

在《T-CTES 1013—2019 医用防护类服装、隔离类用单分级和性能技术规范》中，将防护类服装定义为保护从业人员在生产和工作中减轻职业伤害的必要防护装备，本标准主要包括外科手术服、隔离衣、防护服、围裙等。在《医疗器械分类目录》和《WS/T 311—2009 医院隔离技术规范》中，未对防护类服装做出定义。医用防护服装分类及定义见表 1.7，其他医用防护用品分类及定义见表 1.8。

表 1.7　医用防护服装分类及定义

名称	《医疗器械分类目录》解释	《WS/T 311—2009 医院隔离技术规范》定义	有关标准的释义
防护服	由一种或多种对病毒气溶胶、含病毒液体等具有隔离作用的面料加工而成的衣服。脱下时，防护衣的外表面不与人体接触；是适用于医疗机构医护人员的职业防护衣；阻止来自患者的病毒随空气或液体向医务人员传播	临床医务人员在接触甲类传染病或按甲类传染病管理的传染病患者时所穿的一次性防护用品。防护服应具有良好的防水、抗静电、过滤效率和无皮肤刺激性，穿脱方便，结合部严密，袖口、脚踝口应为弹性收口	据《GB 19082—2009 医用一次性防护服技术要求》，防护服是指适用于为医务人员在工作时接触具有潜在感染性的患者血液、体液、分泌物、空气中的颗粒物等提供阻隔、防护作用的医用一次性防护服。据《T-CTES 1013—2019 医用防护类服装、隔离类用单分级和性能技术规范》，防护服是指临床医务人员在接触甲类传染病或按甲类传染病管理的传染病患者时所穿戴的防护用品
隔离衣	归属于隔离衣帽类别，通常以非织造布为主要原料，经裁剪、缝纫制成。为非无菌提供，一次性使用。于医疗机构门诊、病房、检验室等作普通隔离用	隔离衣指用于保护医务人员免受血液、体液和其他感染性物质污染，或用于保护患者避免感染的防护用品。根据与患者接触的方式，包括接触感染性物质的情况及隔离衣阻隔血液和体液的可能性，选择是否穿隔离衣和选择其型号	据《T-CTES 1013—2019 医用防护类服装、隔离类用单分级和性能技术规范》，隔离衣是指用于保护医务人员避免受到血液、体液和其他感染性物质污染，或用于保护患者避免感染的防护用品

续 表

名称	《医疗器械分类目录》解释	《WS/T 311—2009 医院隔离技术规范》定义	有关标准的释义
手术衣	归属于手术室用衣帽类别，通常为由基材和阻水层组成的手术室服装。基材一般由非织造布或纺织布制造，阻水层为阻水性的材料。手术衣的供应形式分为无菌提供一次性使用和非无菌提供可重复使用两种。手术衣按关键区域的屏障能力分为标准型和高性能型两种。适用于手术医生和擦拭护士，可防止医生身体上的皮屑弥散到开放的手术创面，也可防止手术患者的体液向医务人员传播，起到双向生物防护的作用	无	据《T-CTES 1013—2019 医用防护类服装、隔离类用单分级和性能技术规范》，手术服指医务人员在进行外科手术时的专用服装，其所用材质需具有防护性能，能够阻隔病毒、细菌等侵袭医护人员。据《YY/T 0506.1—2005 病人、医护人员和器械用手术单、手术衣和洁净服 第 1 部分：制造厂、处理厂和产品的通用要求》，手术衣是指由手术人员穿着以防止感染原传播的长袍
洁净服（别名：刷手衣、洗手衣）	归属于手术室用衣帽类别，通常采用棉纤维或无纺布制成。洁净服为对皮屑有一定阻挡作用的短袖或长袖衣衫，不具有液体阻隔性。非无菌提供，可重复使用，使用前应经灭菌处理。适用于手术室内的麻醉师、巡回护士等，使手术室净化环境免受室内人员的污染	无	据《YY/T 0506.1—2005 病人、医护人员和器械用手术单、手术衣和洁净服 第 1 部分：制造厂、处理厂和产品的通用要求》，洁净服是指专门设计的将穿着者携带感染原的皮肤污垢通过手术室空气对手术创面造成污染的风险降至最低限度，以减小伤口感染的风险。注：与手术室通常所穿的手术衣不同，洁净服用于降低由人员造成的手术室空气污染风险

表 1.8 其他医用防护用品分类及定义

名称	《医疗器械分类目录》解释	《WS/T 311—2009 医院隔离技术规范》定义	有关标准的释义
医用帽*	属于隔离衣帽类别，通常以非织造布为主要原料，经裁剪、缝纫制成。非无菌提供，一次性使用。适用于医疗机构门诊、病房、检验室等作普通隔离。将手术帽单独归为手术室用衣帽类别（同手术衣、洁净服的定义）	未做定义解释，但指出将医用防护帽分为布制帽子和一次性帽子两种。在进入污染区和洁净环境前，或进行无菌操作等时，应戴帽子	据《YY/T 1642—2019 一次性使用医用防护帽》，一次性使用医用防护帽是指用于保护医务人员、疾控和防疫等工作人员的头部、面部和颈部，防止其直接接触含有潜在感染性污染物的一类医用防护用品。限次使用的医用防护帽可参考本标准。但本标准不适用于医用防辐射帽、一次性使用医用帽和一次性使用手术帽。外形与《GB14866—2006 个人用眼护具技术要求》标准中头盔式面罩相似

续　表

名称	《医疗器械分类目录》解释	《WS/T 311—2009 医院隔离技术规范》定义	有关标准的释义
外科手套	一般由高分子材料制成，对微生物、皮屑、体液等起阻隔作用。无菌提供，一次性使用。适用于手术人员，以防止皮屑、细菌传播到开放的手术创面，并阻止手术患者的体液向医务人员传播，起到双向生物防护的作用	同属于手套类别，是指防止病原体通过医务人员的手传播疾病和污染环境的用品	《GB 7543—2006 一次性使用灭菌橡胶外科手套》未对外科手套做出定义和解释，但规定了用于外科操作中以保护患者和使用者、避免交叉感染的有包装的灭菌橡胶手套的技术要求。本标准适用于穿戴一次然后丢弃的一次性手套，不适用于检查手套和程序手套。它包括具有光滑表面的手套和麻面的手套
医用检查手套	通常用聚氯乙烯、橡胶或不锈钢等材料制造。有足够的强度和阻隔性能。无菌提供，一次性使用。适用于医生对患者病情进行检查或触检时，或用于防止医生手部被咬伤		《GB 10213—2006 一次性使用医用橡胶检查手套》未对医用检查手套做出定义和解释，但规定了灭菌或非灭菌的、用作医用检查和诊断治疗过程中防止患者和使用者之间交叉感染的橡胶检查手套，也规定了用于处理污染医疗材料橡胶检查手套的性能和安全性要求。 《GB 24786—2009 一次性使用聚氯乙烯医用检查手套》规定了医用检查手套是非灭菌或灭菌包装的在医用检查和诊断治疗过程中用于防止患者和使用者之间交叉感染的聚氯乙烯手套，或在治疗病患时为防止交叉感染而使用的聚氯乙烯手套，也规定了用于处理污染性医疗材料的聚氯乙烯手套的性能和安全性要求
足部隔离用品	采用适宜材料制成，有足够的强度和阻隔性能。非无菌提供。适用于医务人员在医疗机构中使用，以防止接触到具有潜在感染性的患者血液、体液、分泌物等，起阻隔和防护作用	未做出定义和解释，但指出足部隔离用品应具有良好的防水性能，并一次性应用。当从潜在污染区进入污染区时，或从缓冲间进入负压病房时，应穿戴鞋套	据《YY/T 1633—2019 一次性使用医用防护鞋套》，一次性使用医用防护鞋套是指用于保护医务人员、疾控和防疫等工作人员的足部、腿部，防止直接接触含有潜在感染性污染物的一类靴状保护套

注：＊严格意义上讲，一次性使用医用帽和手术帽没有单独的国家标准和行业标准，但根据材质和用途，其应参照手术衣或者隔离衣的标准要求（《YY/T 0506.2—2016 病人、医护人员和器械用手术单、手术衣和洁净服 第 2 部分：性能要求和试验方法》）。《YY/T 1642—2019 一次性使用医用防护帽》中提及的医用防护帽与《GB 14866—2006 个人用眼护具技术要求》中提及的头盔式面罩类似。

第 2 章

国内外防护用品标准对照

　　由于针对微生物和感染防控的要求较高，所以医疗用途的防护用品与工业用防护产品在功能上具有一定的差异，但这不代表工业用防护用品不具备一定的感染防护能力。美国疾病预防控制中心与职业防护研究所的多个研究证实了非医用产品也具有极高的病菌防护能力。医用品与工业用品的主要差异在于前者对液体防护功能有一定要求。本章所涉及的防护用品是经过试验认可的可应对微生物、病毒等生化危害的防护用品。这些防护用品在不同国家和地区的功能标准有所不同，但可以进行等效替代性映射。表 2.1～表 2.4 列出中国、美国、日本、欧盟等国家和地区具备基本一致功能、针对呼吸道传染病的防护用品及其标准，以方便防疫人员和大众选择产品。注意，本章所列的等效表中，美国、欧盟、日本标准具有一定的通用性；俄罗斯可以通用欧盟标准；澳大利亚与新西兰使用通用标准体系；加拿大标准为自有体系，许多标准测试方法则与欧盟和美国相同。

2.1 呼吸防护用品标准对照

呼吸防护用品标准对照见表 2.1。

表 2.1　呼吸防护用品标准对照

防护用品		中国	美国	欧盟	日本	澳大利亚
医用口罩	标准 / 法规	YY/T 0969—2017	ASTM F2100-19	EN 14683:2019	JIS-T8062:2010	AS/NZ 4381:2015
	等级 / 要求	符合	1，2，3	Ⅰ，Ⅱ，Ⅱ R	符合	1，2，3
医用外科口罩	标准 / 法规	YY/T 0469—2011	ASTM F2100-19	EN 14683:2019	JIS-T8062:2010	AS/NZ 4381:2015
	等级 / 要求	符合	3	Ⅱ R	符合	3
医用防护口罩	标准 / 法规	GB 19083—2010	NIOSH ＋ FDA	EN 149:2001 ＋ EN 14683:2019	JIS-T8122:2018 ＋ JIS T8062:2010	AS/NZ 1716:2012 ＋ AS/NZ 4381:2015
	等级 / 要求	Ⅰ，Ⅱ，Ⅲ	N95，N99，N100	FFP2 ＋ Ⅱ R，FFP3 ＋ Ⅱ R	DS2，DS3	P2，P3
工业防护口罩	标准 / 法规	GB 2626—2006	NIOSH	EN 149:2001 ＋ A1:2009	JIS T8151:2018	AS/NZ 1716:2012
	等级 / 要求	KN95，KN99，KN100	N95，N99，N100	FFP2，FFP3	DS2，DS3	P2，P3
动力过滤式呼吸器	标准 / 法规	GB 30864—2014	NIOSH	EN 12941:2009/EN 12942:2008	JIS T8157:2018	AS/NZ 1716:2012
	等级 / 要求	P100	颗粒防护	TH3B1P/TM3B1P	PS3	P3
面罩 / 半面罩呼吸器	标准 / 法规	GB 2626—2006	NIOSH	EN 143:2000 ＋ （EN 140:2000/EN 136:2001）	JIS T8157:2018	AS/NZ 1716:2012
	等级 / 要求	KN95，KN99，KN100	N95，N99，N100	P2，P3	DL2，DL3	P2，P3

表 2.1 描述了呼吸防护用品的主要种类和适用标准。注意，除了工业防护口罩和医用防护口罩标准以外，我国还有民用口罩标准《GB/T 32610—2016 日常防护型口罩技术规范》，其他国家没有单独设立民用口罩标准。我国的民用口罩标准（GB/T 32610—2016）泄漏率测试差异难以保证密合性，不建议优先选择使用；但若能保证口罩密合，则 II-A 级别及以上的民用口罩可以满足呼吸道传染病的防控需求。

2.2　眼护具标准对照

眼护具标准对照见表 2.2。

表 2.2　眼护具标准对照

防护用品		中国		美国	欧盟	日本	澳大利亚
眼护具	标准/法规	GB 14866—2006	GB 32166.1—2016	ANSI Z87.1—2015	EN 166:2001	JIS-T8147:2016	AS/NZS 1337.1:2010
	等级/要求	符合	符合	符合	符合	符合	符合

我国关于眼部防护用品有《GB 14866—2006 个人用眼护具技术要求》《GB 32166.1—2016 个体防护装备 眼面部防护 职业眼面部防护具 第 1 部分：要求》两个标准。其中，GB 14866—2006 为个人用眼部防护用品标准，包含了太阳镜在内的生活眼护具；GB 32166.1—2016 是职业眼部防护用品标准，规定包括了工业用眼部防护用品。这两种标准在光学部分有细微要求差异。

眼护具包括了面罩（包括头盔式面罩、带帽面罩、无帽面罩、焊接面罩，又称面屏）、眼罩（全包围护目镜）、护目镜（半包围护目镜）。在防疫过程中，头盔式面罩可以替代其他眼护具使用，而眼罩、护目镜可互相替代使用，非头盔式面罩则可以与眼罩、护目镜同时使用。

2.3　医用防护服装标准对照

医用防护服装标准对照见表 2.3。

表 2.3　医用防护服装标准对照

防护用品		中国		美国		欧盟	日本	澳大利亚（与欧盟可通用）
医用防护服	标准/法规	GB 19082—2009		ASTM F1670/F1670M-17a	NFPA 1999—2018	EN 14126: 2003	JIS-T8062: 2010	与欧盟通用
	等级/要求	符合		具有	符合	2 级以上	具有	2 级以上
隔离衣	标准/法规	YY/T 0506.2—2016	T-CTES 1013—2019	ASTM F3352-19		EN ISO 13795-2:2019	与欧盟通用	AS/NZ 3789.7-1996
	等级/要求	符合	符合	符合		符合	符合	符合
手术衣	标准/法规	YY/T 0506.2—2016		AAMI TIR11:2005（r2015）+ ANSI/AAMI ST65:2008（r2018）+ ANSI/AAMI PB70:2012		EN ISO 13795—1: 2019	与欧盟通用	AS/NZ 3789.3—1994
	等级/要求	符合		IV 级		符合	符合	符合

表 2.3 中所列防护服装为标准医疗使用防护服装，其中，欧盟、日本、澳大利亚没有专门的医用防护服标准，因此仅列出医用防护服装的关键性能需要符合的标准。

2.4 其他防护用品标准对照

其他防护用品标准对照见表 2.4。

表 2.4 手部及足部防护用品标准对照表

防护用品		中国	美国	欧盟	日本	澳大利亚
外科手套	标准/法规	GB 7543—2006	ASTM D3578-19 和 FDA 21 CFR 177-2600	EN 455-2:2015/ ISO 10282:2014	JIS-T9107:2018	AS/NZ 4179:2014
	等级/要求	符合	具有	符合	符合	符合
医用检查手套	聚氯乙烯 标准/法规	GB 24786—2009	ASTM D5250-19 和 FDA 21 CFR 177—2600）	EN 455-2:2015/ ISO 11193.1:2008	JIS-T9115:2018	AS/NZ 4011.1:2014
	橡胶	GB 10213—2006	ASTM D3578-19 和 FDA 21 CFR 177-2600	EN 455-2:2015/ ISO 11193.2:2006	JIS-T9116:2018	AS/NZ 4011.2:2014
	等级/要求	符合	具有	符合	符合	符合
防护用靴套	标准/法规	YY/T 1633—2019	NFPA 1999—2018	EN 14126:2003	JIS-T8062:2010	与欧盟通用
	等级/要求	符合	符合	符合	具有	符合
防护鞋	标准/法规	GB 21147—2007	NFPA 1999—2018	EN ISO 20347:2012	JIS-T8101:2006	AS/NZ 2210.3:2009
	等级/要求	C、D、E + (ⅠWR/Ⅱ)	符合	C、D、E + (ⅠWR/Ⅱ)	符合	C、D、E + (ⅠWR/Ⅱ)

表 2.4 为主要的医疗用手部及足部防护用品的等效标准对照表。其中，医用检查手套的标准因材质不同而不同。我国具有聚氯乙烯和橡胶材质的医用检查标准，而其他国家也会使用其他材质的检查手套，因材料不同，不具可比性，故在此不做对照。各类手套可以互相替代使用，也可以嵌套使用，佩戴双层手套。足部防护用品也可以嵌套使用，但由于防护鞋的性能明显高于防护靴套，且可以重复使用，所以非必要时不建议同时使用防护鞋和防护靴套。

第 3 章

国内外防护用品性能测试指标对照

本章给出了有关各对等标准内部等级的性能差异所带来的功能性差异映射详表。由于在实际使用过程中，人员的具体操作和具体环境难以完全穷尽，所以为了让使用者能够根据自身的情况进行个性化的防护选择，本章着重介绍第 2 章中标准的部分关键性能差异，使用者可以根据对相关性能的具体要求选择适合的防护用品。本章所涉及的主要标准来自美国、中国、欧盟和日本，笔者还对所拥有的其他国家标准的资料进行了整理。本章列出了包括面屏、防护镜、医用口罩、各类呼吸器、防护服装、手套等防护用品的标准对照。因手术帽使用材质与手术衣可以相同，所以不在本章中讨论。关于因不同国家所采取的度量单位、人体设计要求而造成的尺寸差异，在本章也不作为重点进行讨论。如需查询合适规格，建议直接咨询厂商或查阅文中参考标准内容。

3.1 口罩性能测试指标对照

口罩与呼吸器均属于呼吸防护用品。口罩是基于中文的语言习惯对罩住口鼻部物品的通称；在职业防护用品中，呼吸防护用品则被称为呼吸器。不论是在国内还是在国外，普通医用口罩和医用外科口罩均不被认为是呼吸器。为了加以区分，本节将呼吸防护用品分为口罩和呼吸器两种，并采纳日本关于职业用呼吸防护用品的层级分类，将呼吸器分为供气式和滤过式两种。在疫情的大部分场景中采用滤过式呼吸器，包括动力式和自吸式两种。医用防护口罩和工业用防护口罩（又被称为自吸式颗粒滤过呼吸器）均属于自吸式滤过呼吸器。医用防护口罩由于考虑到防感染、防血液的特征，所以相比于工业用防护口罩增加了合成血液喷溅的防护能力。普通医用口罩和医用外科口罩都属于专用于医疗感染防控的防护用品，被统称为医用口罩。对医用口罩的性能测试要求与防护口罩／呼吸器的要求完全不同，因此分开加以比较。由于在疫情中，我们从越南等地大量进口了普通医用口罩，所以在此处对普通医用口罩标准进行比较（见表 3.1）。

表 3.1　医用口罩性能指标测试与要求

国家	中国		美国／日本			欧盟／俄罗斯			越南	澳大利亚／新西兰		
适用标准	YY/T 0969—2013	YY/T 0469—2011	ASTM F2100-19e1			EN 14683:2019			TCVN 8389:2010	AS/NZ 4381:2015		
标准等级	普通医用	医用外科	1	2	3	I	II	IIR	—	1	2	3
细菌过滤效率 *	≥ 95%	≥ 95%	≥ 95%	≥ 98%	≥ 98%	≥ 95%	≥ 98%	≥ 98%	≥ 95%	≥ 95%	≥ 98%	≥ 98%
颗粒过滤效率 *	—	≥ 30%	≥ 95%	≥ 98%	≥ 98%	—	—	—	≥ 90%	—	—	—
合成血液穿透 * (mmHg)	—	120	80	120	160	—	—	120	—	80	120	160
阻燃性能(s)	—	≥ 5	≥ 3.5	≥ 3.5	≥ 3.5	—	—	—	—	—	—	—
压力差 ** (mm H₂O/ cm²)	< 5	< 5	< 5	< 6	< 6	< 4.08	< 4.08	< 6.12	< 9	< 4	< 4	< 5

注：* 一次性医用外科口罩中最关键的性能，医用防护口罩也应符合此指标；

　　** 由于我国和欧盟标准采用"Pa/cm²"作为压力差单位，在此统一换算为"mmH₂O/cm²"。

1）"—"表示无明确要求；

2）性能指标名称来自于中国标准 YY/T 0469—2011；

3）此表中不包含生物相容性和洁净度指标。

由于医用防护口罩和一次性工业用防护口罩均属于一次性滤过呼吸器，除了医用防护口罩额外提出了防血液喷溅的要求以外，其他性能比较相似，所以可以

并列比较。工业用防护口罩也被研究证实了对病毒具有过滤效率，并得到了美国
疾病预防控制中心的认可，与医用防护口罩在部分环境下可以互相替代（详见第
6 章）。由于防护口罩的分级使用与过滤等级和密合性有关，医用要求与血液喷
溅等级有关，而防护口罩的处理又与可燃性有关，所以我们主要选择过滤效率、
合成血液穿透、阻燃性能、密合性作为主要对比性能要求。

表 3.2　医用防护口罩与工业用防护口罩性能指标测试与要求

国家	中国 （医用）	中国	美国	欧盟 / 俄罗斯	日本	澳大利亚 / 新西兰
适用标准	GB 19083 —2010	GB 2626— 2006	42 CFR Part 84*	EN 149:2001 ＋ A1:2009	JIS-T8151: 2016	AS/NZ 1716:2012
颗粒过滤效率	1 级 ≥ 95%	KN 90 ≥ 90%	N 95 ≥ 95%	FFP 1 ≥ 80%	DS 1/DL 1 ≥ 80%	P 1 ≥ 80%
颗粒过滤效率	2 级 ≥ 99%	KN 95 ≥ 95%	N 99 ≥ 99%	FFP 2 ≥ 94%	DS 2/DL 2 ≥ 95%	P 2 ≥ 94%
颗粒过滤效率	3 级 ≥ 99.7%	KN 100 ≥ 99.7%	N 100 ≥ 99.7%	FFP 3 ≥ 99%	DS 3/DL 3 ≥ 99.7%	P 3 ≥ 99.5%
阻燃性能（s）	≥ 5	≥ 5	≥ 3.5	不变形， 不燃烧	未标明	不变形，不燃烧
密合性	GB 19083— 2010 附录 B	GB 2626— 2006 5.4 部分	27 CFR 1910.134 A 部分 PI.C.2 节	EN 149:2001 ＋ A1:2009 5.4 部分	JIS-T8159: 2006	AS/NZ 1716:2012 2.2 部分
密合性	适合因数	TIL**	适合因数	TIL**	TIL**	TIL**
合成血液穿透 ***（mmHg）	2 级以上 80	不适用	ASTM F2100–19 80	EN 14683: 2019 IIR 级 120	JIS-T8062: 2010 80	AS/NZ 4381:2015 80

注：* 医用防护口罩还需通过美国食品药品监督局（Food and Drug Administration, FDA）认证；
　　** TIL，Total Inward Leakage，总内部泄露率，具体性能指标要求根据等级、口罩类型有一定差异；
　　*** 此性能指标仅适用于医用防护口罩，测试方法与一次性医用外科口罩相同。
　　1）性能指标名称来自于中国标准 GB 19083—2010；
　　2）此表中不包含生物相容性要求和洁净度要求。

呼吸器过滤等级是根据不同的测试方法测定的。其中，中国、美国、日本
的测试方法基本相同，欧盟、澳大利亚、韩国的测试方法相同。各国对密合性
的要求也略有差异，其中中国的 GB 2626—2006 标准、欧盟的 EN 149：2001 ＋

A1：2009 标准、澳大利亚的 AS/NZ 1716—2018 标准都采用了总泄露率的测试方法，具体计算方式略有差异，而美国 42 CFR 84 法规、中国的 GB 19083—2017 标准采取了相同的适合因数测试方法。但是，关于密合性的性能，需要在使用前对每个人进行单独检测，并采用适合因数的测试方法。

为了帮助防疫人员挑选合适过滤等级的呼吸器作为替代品，在此附上过滤等级对照图（见图 3.1）。图 3.1 与表 3.1 的过滤效率一栏对应，黑线以上的均可作为防疫防护用呼吸器，医疗用途的防护口罩则额外要求具备合成血液喷溅防护能力。但是由于过滤等级越高，可使用时间越久，呼吸阻力也越大，出现缺氧症状的可能性越高，所以需要谨慎使用。

动力式滤过呼吸器因在医疗环境使用时仅需要对应一个等级标准，所以在第 3 章不做额外阐述，同等级的防护用品标准请参看第 2 章。如有有机蒸汽等其他危害物质的防护需求，请咨询防护用品的销售机构进行选择。

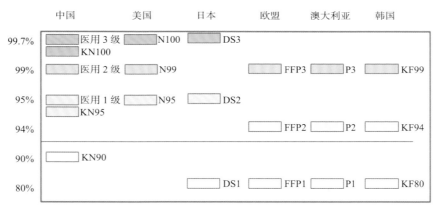

注：中国、美国、日本的测试方法基本一致，欧盟、澳大利亚、韩国的测试方法基本一致。

图 3.1　呼吸器过滤等级对照

3.2　医用防护服装性能测试指标对照

躯干防护包括医用防护服、手术衣、隔离衣的相关性能对照。防护靴套因与防护服材质相同而使用相同的标准。由于多个国家参考国际标准组织制定了手术衣的标准，所以在此写出作为参照（见表 3.3 和表 3.4）。

表 3.3 医用防护服 / 紧急医用防护服性能指标测试与要求

国家	中国	美国	欧盟	日本
标准	GB 19082—2009	NFPA 1999:2018	EN 14126:2003 等 *（产品包装标记为 "type n-B"，"n" 代表数字）	JIS-T8122:2015*
抗合成血液穿透	面料及缝边符合 GB 19082-2009 标准，共 6 个等级，要求达 2 级及以上（1.75 kPa）	面料通过 ASTM F1670-03 测试	面料符合 EN 14126:2003 标准，共 6 等级，要求达 2 级及以上（1.75 kPa），采用 ISO 16604:2004 测试方法	面料及缝边抗合成血液穿透符合 JIS-T8122:2015 标准，采用 JIS-T8060:2015 测试方法（压力法），共 6 等级，要求达 2 级及以上（1.75 kPa）；若达 1 级，须通过 JIS-T8033:2008 测试方法（接触法），共 6 等级
抗血液病原穿透 ***	—	面料通过 ASTM F1671/F1671M-13 测试	面料符合 EN 14126:2003 标准：采用 ISO 16604:2004 测试方法（压力法），共 6 个等级。采用 EN 14126:2003 Annex A 或 ISO 22610:2006 测试方法（接触法），共 6 个等级	面料符合 JIS-T8122:2015 标准，采用 JIS-T8061:2015 8.8 测试方法，共 6 个等级
（颗粒）过滤效率	面料及缝边符合 GB 19082—2009 标准，干态气溶胶穿透 ≤ 70%	[可参考 ASTM F2053-00(2017)**]	防护服符合 EN 14126:2003 标准：干态污染气溶胶穿透采用 ISO/DIS 22612:2005 测试方法，共 3 个等级。湿态污染气溶胶穿透采用 EN ISO 22611:2005 测试方法，共 3 个等级。防非污染干态气溶胶能力应符合 EN ISO 13982-1:2004 标准并标记为 "type 5" **	防护服符合 JIS-T8122:2015 标准：气密性 **** 采用 JIS-T8032-1:2010 测试方法，负载解除后压力下降 ≤ 20%。泄露率采用 JIS-T8032-2:2015 测试方法，泄露率 ≤ 0.05%。防湿态气溶胶采用 JIS-T8032-4:2015 测试方法，共 3 个等级。防非污染干态气溶胶泄露率应符合 JIS-T8124:2008 标准

续表

国家	中国	美国	欧盟	日本
机械性能***	面料及缝边的断裂性能采用GB/T 3923.1—1997测试方法，要求：断裂强力≥45 N。断裂伸展率≥15%。	面料：拉伸断裂强力采用ASTM D5034—95测试方法，强力（可复用）≥225.5 N。胀裂强力采用ASTM D3787-18e1测试方法，强力（一次性服装）≥66 N；强力（可复用服装）≥178 N。穿刺传滞力采用ASTM D2582—16测试方法，穿刺传滞力（一次性服装）≥12 N；穿刺传滞力（可复用服装）≥25 N。撕裂强力采用ASTM D5587—15（2019）测试方法，撕裂强力（可复用服装）≥36 N 足部面料（若含）：拉伸强度采用ASTM D5034-95测试方法，拉伸强度≥50 N。胀裂强度采用ASTM D3787-18e1测试方法，胀裂强度≥66 N。穿刺阻滞力采用ASTM D2582-16测试方法，穿刺阻滞力≥12 N。撕裂强度采用ASTM D5587-15测试方法，撕裂强度≥17 N。[防护服足部耐刺破性参考ASTM F1342/F1342M-05（2013）e1]。缝边断裂性能采用ASTM D1683/D1683M-17(2018)测试方法：断裂强度（一次性）≥50 N。断裂强度（可复用）≥222.5 N。[纤维固定伸展率参考ASTMD6797-15**]	面料符合EN 14325:2001标准：Schildnecht抗挠曲开裂性能采用EN ISO 7854:1995方法B测试方法，共6个等级。-30℃下Schildnecht抗挠曲开裂性能测试采用EN ISO 7854:1995方法B测试方法，共6个等级。梯形撕裂抗拉性采用EN ISO 9073-4:1997测试方法，共6个等级。拉伸断裂强力采用EN ISO 13934-1:2013测试方法，共6个等级，要求达2级以上。抗穿刺力采用EN 863:1996测试方法，共6个等级。摩擦性能采用EN ISO 12947-2:2016 测试方法，共6个等级可选。缝边符合EN ISO 13935-2:2014标准，缝边强度性能共6个等级，要求达2级以上	面料机械性能无强制要求，可按照JIS-T8122:2015标准采用以下测试方法并标注参数值：拉伸断裂强力采用JIS-L1096:2010的8.14.1部分方法A。撕裂强力采用JIS-L1913:2010。抗穿刺力采用JIS-T8051:2005，共6个等级。胀破强度采用JIS-L1096:2010附录M。摩擦性能采用JIS-L1096:2010。缝边断裂强度采用JIS-L1093:2010的7.1部分方法A

续 表

国家	中国	美国	欧盟	日本
防水性能***	面料及缝边符合 GB 19082—2009 标准: 1. 关键部分抗渗水性能采用 GB/T 4744—1997 测试方法。耐静水压≥17 cmH₂O。 2. 表面抗湿性采用 GB/T 4745—1997 测试方法，共 6 个等级，要求达 3 级及以上	防护服液体抗喷淋性能采用 ASTM F1359/1359M-16a 测试方法。一次性服装应无渗水无穿透。可复用服装应在 8min 后无穿透。 面料表面抗湿性采用 AATCC 42-2017 测试方法。表面抗湿性采用 AATCC 127-1997 测试方法，测试吸水量≤30%。 [防护服中等连续性气液接触可参考 ASTM F1383-12e1**。 防护服全连续性气液接触可参考 ASTM F739a-12e1**。 抗渗水性可参考 AATCC 127:2003**。 面料防气液化学物可参考 ASTM F903-13**]	非 EN 14126:2003 内容，但 EN 14126:2003 要求由其他标准补充。 防水防护服共 5 种类型 气密服 符合 EN 943-1:2002** 标准（"type 1"） 符合 EN 943-2:2002** 标准（"type 2"） 抗喷淋液体服 符合 EN 14605:2005** 标准（"type 3" "type 4"） 有限量化学品防护服 符合 EN 13034:2005** 标准（"type 6"） [接缝和纤维防水可参考 EN 20811:1992**； 面料防液体气化学品性能可参考 EN 14325:2018**]	面料及接缝防水性能无强制要求，可按照标准 JIS-T8122:2015 标准采用以下测试方法并标注参数。 1. 接触式防液体化学品透过性能采用 JIS-T8030:2015 的方法 A，共 6 个等级。 2. 防水度（对应表面抗湿性）采用 JIS-L1092:2009 的 7.2 部分防水性试验。 3. 耐水度（对应抗渗水性）采用 JIS-L1092:2009 的 7.1 部分耐水性试验。 或防护服符合 JIS-T8115:2015 标准： 防护服防水性共 4 种 气密服**** 符合 JIS-T8032-1:2015 标准（"1"） 符合 JIS-T8032-2:2015 标准（"2"） 抗喷淋液体服 符合 JIS-T8032-3:2015 标准（"3"） 符合 JIS-T8032-4:2015 标准（"4"）
导热性与透湿性***	面料透湿量采用 GB/T 12704—1991 蒸汽法测试方法，透湿量 24 h≥2500 g/m²·d	面料： 1. 一次性服装 24 小时透湿量采用 ASTM E96/E96M-16 的过程 B 蒸汽法测试方法，透湿量 24h≥650g/m²。 2. 可复用服装导热性采用 ASTM F1868-17 标准第 8.32 部分的测试方法，总失热量≥450W/m²。 3. 可复用服装蒸发阻滞性能测试采用 ASTM F1868-17 标准第 8.42 部分的测试方法，蒸发阻滞压力≤30Pa·m²/W	—	—

续 表

国家	中国	美国	欧盟	日本
阻燃性能	面料阻燃性能采用 GB/T 5455—1991 火焰点燃测试方法, 火焰点燃测试要求: 1. 损毁长度≤200mm 2. 火焰续燃≤15s 3. 阴燃时间≤10s	面料阻燃性能采用 ASTM D1230—17 火焰扩散测试方法, 火焰扩散所需时间≥3.5s [火焰点燃测试可参考 ASTM F1358—16**]	面料阻燃性能符合 EN 14325:2001 标准, 火焰续燃测试采用 EN 13274-4:2001 动态火焰续燃测试方法, 共3个等级, 要求达1级和2级 (火焰续燃≤5s)	—
抗静电性能***	防护服: 1. 摩擦带电性能采用 GB/T 12703.2—2009 测试方法, 带电量≤0.6C/件 2. 静电衰减性能采用 IST 40.2 (01) 测试方法, 要求带电后衰减至10%的时间≤5s	—	—[可参考 EN 1149—1:2006** 和 EN 1149—5:2008**]	—

注: * EN 14126:2003 仅包含防生物危险物质测试指标部分的内容, 防护服规格由 EN ISO 13688:2013 确定, 物理性能由 EN 14325:2001 确定, 其他物化性能由6种化学防护服相关标准补充;

** 对防护服的此部分性能不作为强制要求, 可采用标准中相应的测试方法并标注参数值;

*** 性能指标名称来自外文翻译, 根据各国标准所测性能的相似性前归为一类;

**** 对已连接自供气式呼吸器的气溶胶, 已连接呼吸器的送气式气密服, 满足气密性要求后对应 GB 19082—2009 中的性能执行;

1) 未标注 "****" 的性能指标名称来自 GB 19082—2009, 外国标准中部分指标译名不标注, 代表该标准仅标注了功能要求, 测试方法按照另一标准执行;

2) "符合 XX 标准" 并同时标注 "采用 XX 测试方法", 代表该标准对应中国国标性能指标名称;

3) "[]" 内的内容属于该国标准对应中国标准性能指标标的部分, 但不属于该国际标准的强制要求;

4) "—" 表示无强制要求;

5) 本表不包含生物相容性和微生物洁净度的要求。

表 3.4　手术衣与隔离衣性能指标测试与要求

国家	中国					美国	美国
标准	YY/T 0506.2—2016				T/CTES 1013—2019*	AAMI PB70:2012 AAMI TIR11:2005 (r2015)	ASTM F352-19
服装类型	普通手术衣（关键区域）	高性能手术衣（关键区域）	手术衣（非关键区域）	洁净服	手术衣	手术衣（须达 AAMI PB70:2012 总体等级要求的 4 级）	隔离衣
阻微生物穿透-干态	—	—	≤300cfu	≤300cfu	同 YY/T 0506.2—2016	—	—
阻微生物穿透-湿态	IB≥2.8	IB=6.0（无穿透）	—	—	同 YY/T 0506.2—2016	通过 ASTM F1671/F1671M-13 测试	通过 ASTM F1671/F1671M-13 测试
洁净度-微生物	≤300cfu/dm²	≤300cfu/dm²	≤300cfu/dm²	≤300cfu/dm²	≤300cfu/dm²	—	—
洁净度-微粒物质	IPM≤3.5	IPM≤3.5	IPM≤3.5	IPM≤3.5	—	—	—
落絮	Log10（落絮系数）≤4.0	Log10（落絮系数）≤4.0	Log10（落絮系数）≤4.0	Log10（落絮系数）≤4.0	—	—	记录 ISO 9073:2010 测试结果参数

续 表

国家	中国					美国	美国
抗渗水性	≥ 20cmH₂O	≥ 100cmH₂O	≥ 10cmH₂O	—	4个等级可选：1. 采用AATCC 42:2017冲击性抗渗水测试方法，1级渗水量≤4.5g，2级、3级、4级≤1.0g；2. 采用AATCC 172:2003静水压法，1级无要求，2级抗渗水压力≥20cmH₂O，3级≥50cmH₂O，4级≥110cmH₂O同时通过ASTM F1670-03测试	达AAMI PB70:2005的3级或4级：1. 达3级，抗渗水性采用AATCC 42:2017冲击性抗渗水试验方法，冲击性渗水量≤1.0g；同时通过AATCC 172:2003静水压法测试，抗渗水压力≥50cmH₂O；2. 达4级，采用ASTM F1671/F1671M-13测试方法并通过	4个等级可选：1. 采用AATCC 42:2017冲击性抗渗水性测试方法，1级渗水量≤4.5g，2级和3级≤1.0g，4级无要求；2. 采用AATCC 172:2003静水压法测试方法，1级抗渗水，2级抗渗水压力≥20cmH₂O，3级压力≥50cmH₂O，4级通过ASTM F1670-03测试
胀破强力 - 干态	≥ 40kPa	≥ 40kPa	≥ 40kPa	≥ 40kPa	同YY/T 0506.2—2016	—	—
胀破强力 - 湿态	≥ 40kPa	≥ 40kPa	—	—	同YY/T 0506.2—2016	—	—
断裂强力 - 干态	≥ 20N	≥ 20N	≥ 20N	≥ 20N	断裂强力≥45N，断裂伸长率≥15%（接缝拉伸断裂强力≥15N）	—	断裂强力≥10N，抗拉强力≥30N，缝边拉伸断裂强力≥30N
断裂强力 - 湿态	≥ 20N	≥ 20N	—	—	—	—	—

我国的手术衣、手术单、洁净服标准各项产品功能要求与欧盟、日本、澳大利亚相同，因此欧盟、日本、澳大利亚的相关指标不再赘述。

3.3　眼护具性能测试指标对照

眼护具是面屏、眼罩（又称全包围防护镜）、防护镜（又称半包围防护镜）、面罩的通称。在加拿大标准中，面屏为 1 类，眼罩和防护镜为 2 类，面罩为 6 类。我国 GB 14866—2006 标准也作图加以区分；而其他国家标准没有对形制的约束，但会根据所需性能进行规范（见表 3.5）。在预防传染疾病所需的防护用品中，防喷溅和飞沫的产品需具有标记。

眼护具除了基本性能可选以外，还具有其他性能可以选择（见表 3.6）。在传染病防控过程中需要防喷溅 / 液滴的性能，其他功能可根据具体需求选配。日本标准 JIS-T8147:2016 中未列出其他功能眼护具的标识，因此不在这里列出。

3.4　其他防护用品性能测试指标对照

四肢防护包括手套和防护鞋。医用外科手套因用于创面、微生物控制的环境，需与医用检查手套分开陈述。因多个国家均参考国际标准（中国、日本、澳大利亚），并具有等同效力，在此不做讨论。我国防护靴套在 2019 年施行了新标准《YY/T 1633—2019 一次性使用医用防护鞋套》，但由于其内容与前述中国医用防护服标准 GB 19082—2009 大体相同，故在此不作讨论。

医用手套的标准以国际化标准组织制定的 ISO 系列标准为基础，各国手套标准在其功能指标上略有改动（见表 3.7 ～ 表 3.9）。其中，中国的医用外科手套标准 GB 7543—2006 与国际标准 ISO 10282 的 2002 年版本等效，日本外科手套的标准则采用与 ISO 10282：2014 年版本相同的功能指标。医用橡胶检查手套通用国际标准组织 ISO 11193.1 的标准，其中中国采用 ISO 11193.1：2002 标准作为参照，日本以 ISO 11193.1：2008 ＋ A1：2012 版作为参照。橡胶手套分为天然橡胶手套和其他材质橡胶手套两种，分别为 Ⅰ 和 Ⅱ 型。

表 3.5　眼护具性能指标测试与要求

国家	中国		美国	欧盟	日本
标准	GB 32166.1—2016 基本要求（工业用）	GB 14866—2006 基本要求	ANSI/ISEA Z87.1:2015	EN 166:2001	JIS-T8147:2016
头带	1. 应可调节或自行调节。 2. 眼镜：不加外力状态下，主要固定作用的头带与面部的接触宽度≥5mm。 3. 眼罩和面罩：不加外力状态下，主要固定作用的头带与面部的接触宽度≥10mm	同 GB 32166.1—2016	—	1. 应可调节或自行调节。 2. 不加外力状态下，主要固定作用的头带与头面部的接触宽度≥10mm	采用 JIS-T8147：2016 的 8.4 部分测试方法，通过测试
装成镜片的最小尺寸	1. 单眼镜片，椭圆：40mm（宽）×30mm（高）。 2. 双眼镜片/眼罩/面罩，方型：108mm（宽）×50mm（高）。 3. 面罩，梯形，150mm（高）×240mm（上边长）×220mm（下边长）	同 GB 32166.1—2016	1. 单眼镜片，椭圆：40mm（宽）×33mm（高） 2. 单眼镜片（小尺寸），椭圆：34mm（宽）×28mm（高） 3. 眼罩，圆形：50mm（高）×180mm（宽）	应至少保证单眼20mm（高）×22mm（宽）的视野	1. 单眼镜片，圆形：40mm（直径）。 2. 单眼镜片，方型：25mm（高）×32mm(宽)。 3. 双眼镜片，方型：105mm（宽）×50mm（高）
球镜度	误差绝对值≤0.06m^{-1}	—	误差绝对值≤0.06m^{-1}	1. 单眼式，共2级，1级误差绝对值≤0.06m^{-1}；2级≤0.12m^{-1}。 2. 双眼式，共3级，1级误差绝对值≤0.06m^{-1}；2级≤0.12m^{-1}；−0.25m^{-1}≤3级≤0.12m^{-1}	误差绝对值≤0.12 m^{-1}

续　表

国家	中国	中国	美国	欧盟	日本
柱镜度	误差绝对值≤0.06 m⁻¹	+0.05 −0.07 D	误差绝对值≤0.06m⁻¹	1. 单眼式：共 2 级，1 级误差绝对值≤0.06m⁻¹；2 级≤0.12m⁻¹。2. 双眼式：共 3 级，1 级误差绝对值≤0.06m⁻¹；2 级≤0.12m⁻¹；3 级≤0.25m⁻¹	误差绝对值≤0.12m⁻¹
棱镜度	1. 单眼式：左右互差绝对值≤0.12cm/m。2. 双眼式：水平基底朝外互差绝对值≤0.75cm/m，水平基底朝内互差绝对值≤0.25cm/m，垂直方向互差≤0.25cm/m	1. 平面镜棱镜度互差≤0.125cm/m。2. 曲面型镜片的中心与其他各点之前互差≤0.125cm/m，左右镜片互差≤0.18cm/m	1. 眼镜：左右互差绝对值≤0.50cm/m，垂直方向互差朝内互差绝对值≤0.25cm/m，水平基底朝外互差绝对值≤0.50mm。2. 眼罩：左右互差绝对值≤0.25cm/m，垂直方向互差朝内互差绝对值≤0.125cm/m，水平基底朝外互差绝对值≤0.50mm。3. 面屏：水平基底朝外互差绝对值≤0.37cm/m，垂直方向互差≤0.37cm/m，水平基底朝内互差绝对值≤0.125cm/m，水平基底朝外互差绝对值≤0.75cm/m。4. 头盔：左右互差绝对值≤0.50cm/m，垂直方向互差朝内互差绝对值≤0.25cm/m，水平基底朝外互差绝对值≤0.75cm/m	1. 单眼式：左右互差绝对值≤0.12cm/m。2. 双眼式：达 1 级，水平基底朝外互差绝对值≤0.75cm/m；达 2 级和 3 级，水平基底朝外互差绝对值≤1cm/m，水平基底朝内互差绝对值≤0.25cm/m，垂直方向互差绝对值≤0.25cm/m	单眼式：互差绝对值≤0.16cm/m

续　表

国家	中国	中国	美国	欧盟	日本
可见光透射比	≥85%	同GB 32166.1—2016	≥85%	≥74.4%	≥85%
雾度	≤2%	—	≤3%	—	—
光漫射	≤0.50cd/(m²×lx)	—	—	≤0.50cd/(m²×lx)	同EN 166:2001
表面质量	无损	—	无损	无损	无损
强度	通过	通过	通过		
抗老化	抗热、抗紫外线、抗腐蚀	同GB 32166.1—2016	同GB 32166.1—2016	同GB 32166.1—2016	同GB 32166.1—2016
防雾	8s以上不起雾	—	—	8s以上不起雾	—
防尘		80%以上透光率	通过本标准中测试要求	通过本标准中测试要求	—
防液滴（仅限眼罩）	无液滴	无液滴	无液滴	无液滴	—

注：国际标准组织的ISO/FDIS 16321即将推行。单眼式：左右眼镜片分开；双眼式：左右眼镜片一体。

表 3.6 眼护具其他性能要求的标记对照

其他性能		中国 GB 14866—2006	中国 GB 32166.1—2016	美国 ANSI/ISEA Z87.1:2015	欧盟 EN 166:2001	
防冲击粒子	低速	L	无标记	+	F
	中速	M			B
	高速	H			A
抗高速高温粒子 （需先具有防冲 击粒子性能）		无标记	无标记	无标记	T
防刺激性气体		5	无标记	无标记	5
抗高温熔化物黏 着和穿透		9	无标记	无标记	9
抗短电弧		无标记	无标记	无标记	8
镜片滤光性能	焊接	无标记	无标记	W	无标记
	紫外	无标记	U 或 UC	U	2- 或 3-
	可见光	无标记	无标记	L	5- 或 6-
	红外	无标记	I 或 IC	R	4- 或 6-
	变色镜片	无标记	无标记	V	无标记
	特殊用途	无标记	S 或 SI	S	无标记
抗尘雾	喷溅 / 液滴 *	3	无标记	D3	3
	尘埃	4	无标记	D4	4
	微尘	无标记	无标记	D5	K
	雾	无标记	无标记	无标记	N

注：* 适用于医疗环境。表中数字或字母代表产品包装上的标记。

表 3.7　医用外科橡胶手套性能指标测试与要求

国家	国际	欧盟 *	美国 **
标准	ISO 10282:2014	EN 455-1 ～ 4***	ASTM D3578-19
机械性能（拉伸断裂性能）	采用 ISO 37:2017 测试方法测试拉伸断裂力与应变	采用 EN 455-2:2015 第 5 部分的测试方法测试拉伸断裂力	采用 ASTM D412-16 测试方法测试拉伸断裂力与应变
	Ⅰ型 老化前：力≥12.5N；应变≥700%。 老化后：力≥9.5N；应变≥550%	手套面料 Ⅰ型 老化前 力≥12N。 老化后 力≥9N。 Ⅱ型 老化前 力≥9N。 老化后 力≥6N	Ⅰ型 老化前：应力≥18MPa；应变≥650%；500% 应变所需应力≥5.5Mpa。 老化后：应力≥14MPa；应变≥500%
	Ⅱ型 老化前：力≥9.0N；应变≥600%。 老化后：力≥9.0N；应变≥500%	边缘面料（有边手套） Ⅰ型 老化前 力≥12N。 老化后 力≥9N。	Ⅱ型 老化前：力≥14MPa；应变≥650%；500% 应变所需应力≥2.8MPa。
	老化前 300% 应变所需力 Ⅰ型≥2.0N Ⅱ型≥3.0N	Ⅱ型 老化前 力≥9N。 老化后 力≥6N	老化后：力≥14MPa；应变≥500%
灭菌	是	是	是
不透水性	通过 ISO 10282：2014 Annex A 测试	通过 EN 455-1:2001 测试	通过 ASTM D5151-06(2015) 测试
水提蛋白质限量 ****	采用 ISO 12243:2003 测试方法	采用 EN 455-3:2000 测试方法	采用 ASTM D5712-15（总蛋白）或 ASTM D6499-18（致敏蛋白）测试方法
	≤ 200 μg/dm²	"越低越好"原则	总蛋白量≤ 200 μg/dm²。 致敏蛋白量≤ 10 μg/dm²
表面残余粉末限量 ****	采用 ISO 21171:2006 方法	采用 ISO 21171:2006 方法	采用 ASTM D6124-16（2011）方法
	有粉手套，≤ 10mg/dm²。 无粉手套，≤ 2.0mg/ 只	有粉手套，＞ 2.0mg/ 只。 无粉手套，≤ 2.0mg/ 只	有粉手套，≤ 10mg/dm²。 无粉手套，≤ 2.0mg/ 只

注：* 欧盟的医用手套标准为 EN 455-1 ～ 4 共 4 个标准；

　　** 美国标准与其他标准不同，将橡胶手套按性能要求分型分为两种类型；

　　*** 欧盟标准认为厚度是决定手套强度的因素之一，因此需要在测量开始前按标准 ISO 4648 测量指尖厚度，并与掌部厚度进行比较，掌部材料厚度不低于指尖的 90%。若低于 90%，则测量拉伸断裂力时需乘以指尖 / 掌部厚度比。具体操作方法请见 EN 455:2.5.2.3 部分；

　　**** 性能指标不含在医用橡胶手套的国际通行标准中，但中国在标准《GB 24788—2009 医用手套表面残余粉末、水抽提蛋白质限量》进行限定，在此将各国采用的标准、方法进行对比，中国采用国际标准。

表 3.8　医用橡胶检查手套性能指标测试与要求

国家	国际	中国	欧盟 *	美国 **	日本
标准	ISO 11193.1:2008 + A1:2012	GB 10213—2006	EN 455-1 ~ 4***	ASTM D3578-19	JIS-T9115:2018
机械性能（拉伸断裂性能）	采用 ISO 37:2017 测试方法测试拉伸断裂力与应变	同 ISO 11193.1:2008 + A1:2012	采用 EN 455-2:2015 测试方法测试拉伸断裂力	采用 ASTM D412-16 测试方法测试拉伸断裂应力与应变	断裂应力测试采用 JIS-K6250:2006，应变测试采用 JIS-K6251:2017（麻面部分性能不得低于规定值的 90%）
	Ⅰ 型 老化前： 力≥ 7.0N； 应变≥ 650%。 老化后： 力≥ 6.0N； 应变≥ 500%	Ⅰ 型 老化前： 力≥ 7.0N； 应变≥ 650%。 老化后： 力≥ 6.0N； 应变≥ 500%	手套本体面料 老化前： 力≥ 9.0N。 老化后： 力≥ 6.0N	Ⅰ 型 老化前： 力≥ 18MPa；应变≥ 650%；500% 应变所需应力≥ 5.5MPa。 老化后： 力≥ 14MPa； 应变≥ 500%	Ⅰ 型 老化前： 应力≥ 21MPa； 应变≥ 700%。 老化后： 应力≥ 16MPa； 应变≥ 500%
	Ⅱ 型 老化前： 力≥ 7.0N； 应变≥ 500%。 老化后： 力≥ 6.0N； 应变≥ 400%	Ⅱ 型 老化前： 力≥ 7.0N； 应变≥ 500%。 老化后： 力≥ 6.0N； 应变≥ 400%	手套边缘面料（有边手套） 老化前： 力≥ 9.0N。 老化后： 力≥ 6.0N	Ⅱ 型 老化前： 力≥ 14MPa；应变≥ 650%；500% 应变所需应力≥ 2.8MPa。 老化后： 力≥ 14MPa；应变≥ 500%	Ⅱ 型 老化前： 应力≥ 15MPa； 应变≥ 500%。 老化后： 应力≥ 11MPa； 应变≥ 450%
灭菌	非强制要求	非强制要求	非强制要求	非强制要求	非强制要求
不透水性	通过 ISO 11193.1:2008 Annex A 测试	同 ISO 11193.1:2008 + A1:2012	通过 EN 455-1:2001 测试	通过 ASTM D5151-06(2015) 测试	同 ISO 11193.1:2008 + A1:2012
水提蛋白质限量 ****	采用 ISO 12243:2003 测试方法	同 ISO 11193.1:2008 + A1:2012	EN 455-3:2000	采用 ASTM D5712-15（总蛋白）或 ASTM D6499-18（致敏蛋白）测试方法，	同 ISO 11193.1:2008 + A1:2012
	未强制规定	≤ 200μg/dm²	"越低越好"原则	总蛋白量≤ 200μg/dm²，致敏蛋白量≤ 10μg/dm²	未强制规定

续 表

国家	国际	中国	欧盟 *	美国 **	日本
表面残余粉末限量 ****	采用 ISO 21171:2006 测试方法	同 ISO 11193.1:2008 ＋ A1:2012	同 ISO 11193.1:2008 ＋ A1:2012	采用 ASTM D6124-06(2011) 测试方法	同 ISO 11193.1:2008 ＋ A1:2012
	未强制规定	有粉手套，≤ 10mg/dm^2。无粉手套，≤ 2.0mg/ 只	有粉手套，＞ 2.0mg/ 只。无粉手套，≤ 2.0mg/ 只	有粉手套，≤ 10mg/dm^2。无粉手套，≤ 2.0mg/ 只	无粉手套，≤ 2.0mg/ 只

注：* 欧盟的医用手套标准为 EN 455-1 ～ 4 共 4 个标准；

  ** 美国标准将橡胶手套按性能要求分为两种类型；

  *** 欧盟标准认为厚度是决定手套强度的因素之一，因此需要在测量开始前按标准 ISO 4648 测量指尖厚度，并与掌部厚度进行比较，掌部材料厚度不低于指尖的 90%。若低于 90%，则测量拉伸断裂力时需乘以指尖 / 掌部厚度比。具体操作方法请见 EN 455:2.5.2.3 部分；

  **** 性能指标不含在医用橡胶手套的国际通行标准中。

  **** 不含在医用橡胶手套的国际通行标准中。

表 3.9   医用聚氯乙烯检查手套性能指标测试与要求

国家	国际	中国	欧盟 *	美国	日本
标准	ISO 11193.2:2006	GB 24786—2009	EN 455-1 ～ 4**	ASTM D5250-18	JIS-T9116:2018
机械性能	采用 ISO 37:2017 测试方法测试拉伸断裂力与应变 老化前：力≥ 7.0N；应变≥ 350%。老化后：力≥ 7.0N；应变≥ 350%	采用 GB/T 528—2009（同 ISO 37:2017）测试方法测试拉伸断裂力与应变 老化前：力≥ 4.8N；应变≥ 350%。老化后：力≥ 4.8N；应变≥ 350%	采用 EN 455-2:2017 5 方法测试拉伸断裂力手套面料： 老化前：力≥ 3.6N。老化后：力≥ 3.6N 边缘面料（有边手套）：老化前：力≥ 3.6N。老化后：力≥ 3.6N	采用 ASTM D412-16 测试方法测试拉伸断裂应力与应变 拉伸断裂应力≥ 11MPa 拉伸断裂应变≥ 300%	断裂应力测试采用 JIS-K6250:2006，应变测试采用 JIS-K6251:2017（麻面部分性能不得低于此值的 90%）
			采用 ASTM D573-04(2019) 测试抗老化性能，要求无松弛变形等异状		老化前：力≥ 8.0MPa 应变≥ 300% 老化后：力≥ 8.0MPa 应变≥ 300%
灭菌	非强制要求	非强制要求	非强制要求	非强制要求	非强制要求
不透水性	通过 ISO 11193.2:2006 Annex A 测试	通过 ISO 11193.2:2006 Annex A 测试	通过 EN 455-1:2001 测试	通过 ASTM D5151-06 (2015) 测试	通过 ISO 11193.2:2006 Annex A 测试

续　表

国家	国际	中国	欧盟 *	美国	日本
水提蛋白质限量 ***	ISO 12243:2003	ISO 12243:2003	EN 455-3:2000	—	—
	未强制要求	≤ 200μg/dm²	"越低越好"原则		
表面残余粉末限量 ***	ISO 21171:2006	同 ISO 11193.2:2006	同 ISO 11193.2:2006	采用 ASTM D6124-06 (2011) 测试方法	同 ISO 11193.2:2006
	未强制要求	有粉手套,≤ 10mg/dm²。无粉手套,≤ 2.0mg/ 只	有粉手套,> 2.0mg/ 只。无粉手套,≤ 2.0mg/ 只	有粉手套,≤ 10mg/dm²。无粉手套,≤ 2.0mg/ 只	无粉手套,≤ 2.0mg/ 只

注：* 欧盟的医用手套标准为 EN 455-1 ～ 4 共 4 个标准；

　　** 欧盟标准认为厚度是决定手套强度的因素之一，因此需要在测量开始前按标准 ISO 4648 测量指尖厚度，并与掌部厚度进行比较，掌部材料厚度不可低于指尖的 90%。若低于 90%，则测量拉伸断裂力时需乘以指尖 / 掌部厚度比。具体操作方法请见 EN 455：2.5.2.3 部分；

　　*** 性能指标不含在医用聚氯乙烯手套的国际通行标准中。

不同医用手套的测试具有不同的检查水平和接收质量限（acceptance quality level，AQL）（见表 3.10），但在除欧盟以外的不同国家中，同种手套的检查水平和接收质量限是一致的。欧盟的防水性试验则与国际标准相同。表面残余粉末量、水提蛋白质含量等因使用测量平均值作为参考，故不具备接收水平。

表 3.10　医用手套部分性能的检查水平和接收质量限（参考标准 ISO 2859-1:1999）

性能	国际检查水平	国际外科手套接收质量限（AQL）	国际检查手套接收质量限（AQL）	欧盟医用手套接收质量限（AQL）
防水性	G-I	AQL = 1.5	AQL = 2.5	AQL = 1.5
机械性能	S-2	AQL = 4.0	AQL = 4.0	不合格率 5% 以内，不确定率 3% ～ 7%
物理尺寸	S-2	AQL = 4.0	AQL = 4.0	不合格率 5% 以内，不确定率 3% ～ 7%

我国没有专门的医用防护鞋标准，因此采用职业鞋标准《GB 21146—2007 个体防护装备 职业鞋》或防护鞋标准《GB 21147—2007 个体防护装备 防护鞋》，这两个标准分别采用国际标准组织制定的职业鞋标准 EN ISO 20345:2011 和防

护鞋标准 EN ISO 20347:2011（见表 3.11）。国际标准组织制定的职业鞋、防护鞋标准在欧盟通用，还被澳大利亚职业鞋标准 AS/NZ 2210.3:2019 和防护鞋标准 AS/NZ 2210.5:2009、EN ISO 20347:2011 采用。美国民用防护鞋标准为 ASTM F2413-18，该标准规定了静电防护（SD 型）、电气防护（EH 型）、穿刺防护（P型）、冲击防护（I 型）、压缩防护（C）、跖骨防护（Mt）、绝缘（Cd 型）鞋、靴的防护性能要求。

　　防疫过程中需使用防水鞋，其他功能可选。但是，橡胶和高分子材料所制鞋在保证密封性时可直接选用，无需防水性测试。

表 3.11　国际标准组织防护鞋、职业鞋标准性能对照

标准	EN ISO 20345:2011	EN ISO 20347:2011
鞋类型	职业鞋	防护鞋
保护性包头	无	有
鞋型	A 无帮；B 低帮；C 高帮；D 靴型；E 靴型带防护腿套	
可选功能	抗穿刺（P）、导电（C）、防静电（A）、绝缘、热绝缘（HI）、冷绝缘（CI）、防水（WR）、能量吸收（E）、跖骨防护（M）、脚踝防护（AN）、切割防护（CR）、防水穿透和吸收（WRU）、防热接触（HRO）、防燃料油（FO）	
材料等级	Ⅰ 皮革或其他材料，不包括橡胶和高分子；Ⅱ 橡胶和高分子材料	

　　美国在 NFPA—1999 标准中直接规定了紧急医用防护套装的所有要求，其中包括了一次性医用防护服的鞋套和复用式医用防护服的防护鞋要求。对比防护服标准，鞋/靴套增加了摩擦系数和耐磨性的性能要求，防护鞋则增加了防切割、防腐蚀、防水、防血液病原穿透、连接牢固性等性能要求。

第 4 章

防护用品应用场景与应用分级

在呼吸道传染病暴发时，民众若缺乏相应的专业知识，则容易产生恐惧心理，从而大量囤积和过度使用防护用品，由此可能造成防护一线物资匮乏与卫生系统瘫痪，不利于抗"疫"战斗快速取胜。科学合理地使用防护用品，既能保护自己、有益于公众健康，又能将防护用品的作用发挥到极致，避免防护用品的滥用和浪费，保障临床医护人员防护用品的有效供应，减少医护人员感染，提高呼吸道传染病防控诊治效率。防护用品的科学合理使用需要综合考虑传染病传播因素、环境因素以及环境中人员的作业类型因素等。传染病传播因素包括气溶胶密度、飞沫密度、公共接触表面积和感染性液体的暴露程度等。环境因素包括环境通风性和人口密度等。环境中人员的作业类型根据其所处环境、与感染源距离远近及是否接触等分为不同危险等级。本章综合考虑以上因素，对防护用品的应用环境与场景进行风险评估，并对防护用品的应用级别进行划分，为公众及医务工作者科学合理使用防护用品提供参考，提高应对呼吸道传染病的能力。

4.1 环境风险等级分级

感染风险由接触传染源的概率（以下简称暴露概率）和传染源的传播途径决定。按照暴露概率的大小，参照《关于印发公众科学戴口罩指引的通知》，本书将环境分为低、中、高度传染风险三种等级。

低度传染风险环境主要指户外等无人员聚集和通风良好的场景，如林地公园、广场和山区等。另外，家里若无呼吸道传染病确诊患者，也可被认为是低传染风险环境。在此环境中，无须佩戴口罩，但要避免无防护状态下接触和近距离交谈。

中度传染风险环境主要指通风不佳、无高效过滤系统或人员密集的场所，如超市、办公区、车间、餐厅、会议室、厢式电梯和公共交通工具等。在此环境中，需佩戴一次性使用医用口罩，并避免接触共用器具等。

高度传染风险环境主要指通风环境较差、需近距离接触可疑患者或传染源的场景，如医疗机构中诊查患者、处理生物标本、气管插管或手术等场景。此环境中需根据风险等级选择相应的防护用品。

呼吸道传染病传播途径有飞沫、接触、气溶胶、体液喷溅和血液病原穿透，因飞沫和接触传播是大多数呼吸道传染病的传播途径，这也是非医疗场所内普通民众最易接触到的两种途径，所以将其归为第一种。根据传播途径的种类，结合暴露概率，本书将可能接触到传染源的环境的风险分为4级10型，详见表4.1，等级越高，感染风险越大。在Ⅰ级中，传播途径均为飞沫和接触传播，根据暴露概率不同分为Ⅰa、Ⅰb和Ⅰc三种风险类型，风险等级为Ⅰc＞Ⅰb＞Ⅰa。Ⅱ级、Ⅲ级和Ⅳ级的暴露概率均为高，风险等级随着传播途径种类的增加而增加，Ⅱ～Ⅳ级的风险在同一风险等级内不同风险类型之间没有高低之分。

表 4.1　环境风险分级

应用场景风险等级	风险类型	传播途径	暴露概率
Ⅰ	Ⅰa	飞沫、接触	低
	Ⅰb	飞沫、接触	中
	Ⅰc	飞沫、接触	高
Ⅱ	Ⅱa	飞沫、接触、体液喷溅	高
	Ⅱb	飞沫、接触、气溶胶	高
	Ⅱc	飞沫、接触、血液病原穿透	高
Ⅲ	Ⅲa	飞沫、接触、气溶胶、体液喷溅	高
	Ⅲb	飞沫、接触、气溶胶、血液病原穿透	高
	Ⅲc	飞沫、接触、体液喷溅、血液病原穿透	高
Ⅳ	Ⅳ	飞沫、接触、气溶胶、体液喷溅、血液病原穿透	高

4.2　应用场景风险等级评估

　　根据《关于印发公众科学戴口罩指引的通知》，普通居民在一般场所仅需佩戴口罩进行呼吸防护，并实行手卫生预防接触传播。对于医务工作者，《WS/T 511—2016 经空气传播疾病医院感染预防与控制规范》中将医务人员的防护仅分为 4 级；而在实际应用中，应该根据精细化分级使用管理，兼顾最佳防护与经济效益。根据作业可能接触到的传染源类型及其传播途径，需对医疗场所风险等级进行更精细的划分。

　　非医疗场所内传染源的传播途径主要有飞沫和接触传播两种，虽然风险程度总体较低，但是场所内人口密度和通风条件两种因素决定了接触传染源的概率。因此，本小节根据环境中人口密度和通风条件的差异，对非医疗场所的风险等级进行了划分，详见表 4.2。

表 4.2　非医疗场所环境风险等级分布

通风性 \ 人口密度	低	中	高
较差	Ⅰ b	Ⅰ b	Ⅰ b
一般	Ⅰ a	Ⅰ b	Ⅰ b
良好	Ⅰ a	Ⅰ a	Ⅰ b

　　医疗场所内传染源的传播途径较多，人员暴露概率较高，总体属于高等级风险环境，但是鉴于不同作业可能接触到的传染源及传播途径不同，本小节结合作业类型、可能接触到的患者类型及接触传染源的概率，对医疗场所的风险等级进行了精细的划分，详见表 4.3。

表 4.3　医疗场所风险精细化分级

作业类型 \ 患者类型	普通	高危	确诊（隔离治疗）
预检分诊、普通门诊	Ⅰ c	Ⅰ c	\
发热门诊诊查	Ⅱ a	Ⅱ b	\
耳鼻喉、眼部诊查	Ⅰ c	Ⅱ b	Ⅲ a
口腔诊查	Ⅱ b	Ⅱ b	Ⅲ a
肛肠、妇科诊查	Ⅰ c	Ⅱ a	Ⅲ a
感染科、呼吸科诊查	Ⅱ b	Ⅱ b	Ⅲ a

续　表

作业类型＼患者类型	普通	高危	确诊（隔离治疗）
普通门诊检验	Ⅱ c	\	\
抽血	Ⅰ c	Ⅱ b	Ⅲ a
检验科检验	Ⅱ c	Ⅲ b	Ⅲ b
放射检查	Ⅰ c	Ⅱ a	Ⅲ a
病理分析	Ⅱ c	Ⅱ c	Ⅱ c
气管插管	Ⅱ b	Ⅳ	Ⅳ
胃镜检查	Ⅱ c	Ⅲ b	Ⅲ b
支气管镜检查	Ⅱ b	Ⅲ b	Ⅲ b
穿刺	Ⅲ c	\	Ⅳ
麻醉／复苏	Ⅱ c	\	Ⅲ b
患者转运	Ⅰ c	Ⅰ c	Ⅰ c/ Ⅱ b
手术	Ⅲ c	\	Ⅳ
普通窗口	Ⅰ c	Ⅰ c	\
设备维修维护	Ⅰ c	\	Ⅱ b
临床保洁	Ⅰ c	Ⅱ a	Ⅲ b
管理类	Ⅰ b	Ⅰ b	\

注："\"表明该类型作业一般情况下不会接触到对应类型的患者。

4.3　防护用品应用分级

　　根据防护用品的用途、性能，对国内外防护用品统一进行细化分级，能够指导科学合理地使用防护用品，在达到防护要求的前提下最大化利用有限的防护资源。根据呼吸道传染病传播途径的不同，需佩戴的防护用品种类有所不同；不同场景的传染风险不同，要求佩戴的防护用品也有很大不同。因此，根据防护用品应用场景风险等级制定相应的防护用品应用级别意义重大，如表4.4所示，等级越高，防护效果越好。在有飞沫和接触传播风险的场景，实行Ⅰ级防护；在有飞沫、接触、气溶胶或体液喷溅传播风险的场景，实行Ⅱ级防护；在有飞沫、接触、气溶胶、体液喷溅或血液病原穿透传播风险的场景，实行Ⅲ级防护；在各种传播途径均有的场景，实行Ⅳ级防护。各防护级别内部依据环境风险类型不同进行对应的防护类型细分。根据不同的防护级别与类型，选择对应的符合相应标准及同级别标准的防护用品。而当传染病机制未知时，建议使用最高级别的Ⅳ级防护。

表 4.4　防护用品的应用分级

防护级别	防护类型	口罩	手套*	帽子	眼具	防护服	手术衣/隔离衣	洁净服	鞋套
I 级	I a	—	—	—	—	—	—	—	—
	I b	普通 YY/T 0969—2017	—	—	—	—	—	—	—
	I c	外科 YY/T 0469—2011	+	+，YY/T 0506.2—2016	±开放眼罩/半面罩，GB 14866—2006	—	—	—	—
II 级	II a	外科 YY/T 0469—2011	+	+，YY/T 0506.2—2016	开放眼罩/半面罩，GB 14866—2006	—	±，YY/T 0506.2—2016	±，YY/T 0506.2—2016	—
	II b	防护 GB 19083—2010	+	+，YY/T 0506.2—2016	封闭眼罩，GB 14866—2006	±，GB 19082—2009	—	±，YY/T 0506.2—2016	—
	II c	外科 YY/T 0469—2011	+	+，YY/T 0506.2—2016	±开放眼罩/半面罩，GB 14866—2006	—	±，YY/T 0506.2—2016	+，YY/T 0506.2—2016	+
III 级	III a	防护 GB 19083—2010	+	+，YY/T 0506.2—2016	封闭眼罩，GB 14866—2006	+，GB 19082—2009	—	+，YY/T 0506.2—2016	+
	III b	防护 GB 19083—2010	+	+，YY/T 0506.2—2016	封闭眼罩，GB 14866—2006	±，GB 19082—2009	+，YY/T 0506.2—2016	+，YY/T 0506.2—2016	+
	III c	外科 YY/T 0469—2011	+	+，YY/T 0506.2—2016	开放眼罩/半面罩，GB 14866—2006	—	+，YY/T 0506.2—2016	+，YY/T 0506.2—2016	+
IV 级	IV	防护 GB 19083—2010	+	+，YY/T 0506.2—2016	头盔/（封闭眼罩、全面罩），GB 14866—2006	+，GB 19082—2009	+，YY/T 0506.2—2016	+，YY/T 0506.2—2016	+

注：除了手术环境外，其余都应穿着工作服。"+"表示应穿戴的防护用品；"—"表示不需穿戴的防护用品；"±"表示根据工作需要穿戴的防护用品。

*根据具体作业类型，按需选择。有创操作使用一次性灭菌橡胶外科手套。在隔离病区需医用防护鞋套。

第 5 章

防护用品的应用原则

本章就如何使用防护用品及其管理制度的制定提供指导。防护用品在不同情况下都应遵循使用要求方面的基本原则，而在特殊情况下，可以采取一些措施来确保最低限度的防护能力。

5.1　基本原则

防护用品的使用者在使用前需要充分了解防护用品的功能和防护范围，并能够科学佩戴防护用品，处理污染的防护用品。美国联邦条例政府法规 CER1910 相关条款明确规定了防护用品使用前可以进行的个人评估，包括个人健康调查、密合性测试等。职业防护用品的概念是基于职业病的概念形成的，而呼吸道传染病虽然不在职业病范畴，但由于医疗环境的特殊性，所以呼吸道传染病防护用品应在医疗场所中根据风险等级常态化应用。防护用品的使用必然会带来工作模式的改变，可能影响个人健康状况，为了保证使用者的安全，建议有必要使用职业防护用品的工作人员在上岗前应接受防护用品使用培训，调查个人健康状态，通过测试找到适合个人的防护用品。使用者应当清楚防护用品本身的能力范围，不可盲目依赖防护用品。对于没有经过培训的、个人健康状态不适用防护用品的、防护用品使用操作不规范的人员，不建议在缺乏管理和工程控制手段的高危风险环境使用防护用品工作和活动。

在使用防护用品时，须注意记录个人活动，使得在出现感染时，方便获得可疑感染时期内的活动详细记录，以便及时改进防护用品使用要求，提升安全等级。

在防护用品充足的情况下，应当遵循分级使用防护用品的原则，以保证在长期传染病流行的背景下能够支持传染病防控。低风险环境和低暴露人员尽量不要使用高等级防护用品。在需要广泛防护的情况下，利用管理和工程手段控制，减少人员聚集、减少人流量。在防护用品紧缺时，应遵循应急使用原则，采取应急措施。由于应急措施可能造成一定的风险，所以需要谨慎评估并选择使用。

个人防护用品使用的具体要求、个人防护用品的穿脱流程与操作应遵循 WS/T 311—2009 中的相关要求，确保最后脱卸防护口罩。使用后的一次性个人防护用品应按照《医疗废物管理条例》的相关要求处置。

5.2　应急使用措施

针对突发情况导致无法获得足够个人防护用品的问题，本节给出了些建议。要从根本上改变防护用品短缺的问题，只有两个解决方案，即减少传染源和增加生产量。但是，在非常紧急的情况下，难以在短时间内生产足量产品或减少传染源。因此，本节所涉及的内容均是基于经验的紧急应对方案，用于短期的传染控制。在实际使用物资充足的预期下，应当按照基本使用原则进行防护。以下措施按优先级推荐进行排序。

措施一：利用工程手段降低环境风险

美国疾病预防控制中心关于医院感染防控指南 Infection Control in Healthcare Personnel：Infrastructure and Routine Practices for Occupational Infection Prevention and Control Services、中国国家卫生健康委员会《经空气传播疾病医院感染预防与控制规范》关于呼吸道传染病的医院隔离措施与手段中均提出，工程手段控制环境危险因素也是传染病防控的方法之一。工程手段在感染防控中的主要作用是通过直接减少环境危险因素，降低环境危险等级，通过工程手段可以减少原本在高风险环境中必须使用的个人防护用品的数量。比如，在办公区域和住宅、病房的规划中做临时性隔离设计，将不同来源的人流分开，减少公共交互的区域。另外，可以设计通风系统，规划气流方向，使用高效过滤系统，限制空气传播途径。在经过工程手段控制的环境中，如没有暴露在一些高危险因子的可能（如近距离谈话），则可以适当减少高等级个人防护用品的使用。

措施二：结合管理手段和防护用品使用

在美国疾病预防控制中心为新型冠状病毒所列的 Interim Infection Prevention and Control Recommendations for Patients with Suspected or Confirmed Coronavirus Disease 2019 （COVID-19） in Healthcare Settings 及 为 应 对 甲 型 流 感 所 列 的 Interim Guidance on Infection Control Measures for 2009 H1N1 Influenza in Healthcare Settings，Including Protection of Healthcare Personnel 和世界卫生组织针对流行性和大流行性急性呼吸道感染制定的防控指南 Infection Prevention and Control of Epidemic- and Pandemic-Prone Acute Respiratory Infections in Health Care 中，均提到了管理手段在感染控制中的重要性。在防护用品极其有限的情况下，可以通过缩小业务量、实行预约制和关闭部分部门，降低人群暴露于可疑传染源的可能性、减少个人防护用品的使用量。当传染来源可控时，可将要求病原携带者佩戴防护用品作为隔离手段。

措施三：基于经验建立应急调配机制

在防护用品短缺的状态下，势必会出现防护用品的采购需求猛增，出现难以解决的供需矛盾。因此，需要考虑长期的防控目标，选择性满足需求。在美国疾病预防控制中心给出的建议 Strategies to Optimize the Supply of PPE and Equipment 中指出，为了达到减少传染源的目标，势必会涉及患者的诊治，因此作为主要诊治点的医院重点部门应当优先得到满足。在处理组织、样本等操作时，建议适当变更防护用品，将高等级防护用品留给前线使用。传染病定点医疗场所，作为高危风险环境，可以考虑自行建立和扩大防护用品应急储备库，以缓冲短期供应问题。

措施四：使用储存条件良好的、20 年以内库存的部分产品

许多防护用品厂商会对防护用品的储存时间加以限制，比如呼吸器和医用防护口罩的建议储存时间为 5 年或 3 年。但美国疾病预防控制中心和美国职业防护研究所的试验结果显示，某些有品质保证的产品在储存条件良好、包装完好的情况下，储存 17 年也不会出现明显的功能问题。因此，在有检测条件的情况下，可以选择使用储存条件良好的超期储存防护用品。同时，一些重点防控机构可以

视情况长期储备防护用品，以应对可能出现的疾病大暴发。

措施五：允许适当延长防护用品的使用时间，进行有限次复用

美国疾病预防控制中心在 Questions and Answers Regarding Respiratory Protection For Preventing 2009 H1N1 Influenza Among Healthcare Personnel 和 Strategies to Optimize the Supply of PPE and Equipment 中就关于如何应对防护用品短缺的问题中曾提到，由于防护用品在生产时通常按照长时间使用要求的标准设计，防护口罩在没有明显脏污和破损的情况下不会发生明显的过滤效率改变，所以医护人员可以在未出现脏污和破损的情况下适当地延长防护口罩的使用时间，但在近距离高浓度气溶胶暴露时使用的防护口罩不可复用。国家卫生健康委员会则提示，医用口罩可以连续使用 8 小时；在职业暴露（高风险）环境，防护口罩可使用 4 小时；其他防护用品在掌握消毒对其无功能影响的情况下，可以考虑有限次复用。

措施六：在物资紧缺状态下，允许适当进行同类产品替代；在执行以上措施后仍面临防护用品严重不足时，可以考虑用低层级防护替代

美国疾病预防控制中心和美国食品安全检验局在应对新型冠状病毒疫情时为了满足美国本土的需求，制定了相关医用防护口罩的替代品标准，并在 Use Personal Protective Equipment（PPE）When Caring for Patients with Confirmed or Suspected COVID-19 中规定，在紧缺状态下，医用外科口罩也可以作为防护口罩的替代品使用。美国疾病预防控制中心在 Strategies to Optimize the Supply of PPE and Equipment 中指出，其他滤过式呼吸器，如 R95、R99、R100、P95、P99、P100 等也可以用于病毒防护。中国工信部则针对医用防护服的短缺问题启动了应急医用防护服的替代品标准。《关于疫情期间防护服生产使用有关问题的通知》中规定，部分工业防护服可以用于非微生物严格控制环境。在紧缺状态下，应当通过合理分析环境危险因素，选择分级使用防护用品，通过结合现有的传染病特征，保证在不同情境下的工作人员防护。在医用防护服严重紧缺时，可采用工业防护服替代方案（见表 5.1），仅供参考。

表 5.1 紧急医用防护服替代性建议

人员	环境	危险因子	医护标准防护服装	替代服装建议
门诊、分诊人员，放射检验人员	人员密集的封闭环境，接触的人员有患病风险	来自可疑患者带有高致病病原的飞沫	隔离衣	手术衣或工业防护服（轻微喷溅防护）

续　表

人员	环境	危险因子	医护标准防护服装	替代服装建议
门诊医务人员（需要近距离接触患者面部）	人员密集的封闭环境，接触的人员有患病风险	来自可疑患者带有高致病病原的气溶胶和飞沫	隔离衣	工业防护服（轻微液体喷溅防护、气溶胶防护）
标本采集人员	人员密集的封闭环境，接触的人员有极高患病风险	在采集咽部、气管样本时易接触患病人员带有高致病病原的气溶胶和飞沫	医用防护服	工业防护服（轻微液体喷溅防护、气溶胶防护）
样本分析人员	人员不密集，实验室有良好空气消毒系统，接触样本有极高的携病毒的风险	有接触带有高致病病原的样品液、低密度气溶胶的风险	医用防护服	工业防护服（轻微液体喷溅防护、气溶胶防护）
内镜操作人员及操作辅助人员（气管镜、胃肠镜）	人员密集区域，操作间有良好的空气消毒系统，接触的人员有一定的患病风险	医务人员有接触疑似患者带有高致病病原的气溶胶、体液、飞沫的风险。患者有接触来自医务人员的气溶胶、飞沫的风险	洁净服＋医用防护服	洁净服＋工业防护服（轻微液体喷溅防护、气溶胶防护、生物防护）
疑似与确诊一般患者隔离病区医务人员	人员不密集，病房有良好的空气消毒系统，接触的人员患病或有高患病风险	医务人员有接触确诊患者飞沫的风险。患者有接触来自医务人员的气溶胶、飞沫的风险	洁净服＋医用防护服	洁净服＋工业防护服（轻微液体喷溅防护、气溶胶防护、生物防护）
疑似与确诊重症患者隔离病区医务人员和服务人员	人员不密集的无菌环境，病房有良好的空气消毒系统，接触的人员患病或有高患病风险	处理患者排泄物、体液的人员，有接触确诊患者体液（含血液）、飞沫的风险	洁净服＋医用防护服	洁净服＋工业防护服（工业防护服（大量液体喷溅防护、气溶胶防护、生物防护）＋普通手术衣
疑似与确诊患者手术人员	人员不密集的无菌环境，病房有良好的空气消毒系统，接触的人员患病或有高患病风险	处理患者排泄物、体液的人员，有接触确诊患者体液（含血液）飞沫的风险。患者有接触来自医务人员的气溶胶、飞沫的风险	洁净服＋医用防护服＋手术衣	洁净服＋工业防护服（大量液体喷溅防护、气溶胶防护、生物防护）＋高性能手术衣

注意，叠加使用防护用品容易导致身体不适，包括呼吸困难、缺氧、发热等。因此，仅在极端情况下或在专业机构指导下，可以考虑将防护用品的叠加使用作为替代方案。

5.3　应用注意事项

根据美国和中国的职业防护用品使用要求及感染防控指南，结合防护用品使用中的常见问题，总结防护用品应用注意事项如下。

1. 防护用品的使用寿命是有限的，因此使用者需要记录使用时间。

2. 单套防护用品应当单人使用，不可交叉使用。

3. 管理者需要及时监测防护用品使用者的身体指标，以预防因过度防护、长时间使用造成的缺氧等症状。

4. 如需要有限次复用，需注意以下两点。一是保证消毒过程不会对防护用品功能产生影响（软化、老化）；二是回收时要按照防护品种类和使用者分开回收、分开清洁，要保障清洁人员的安全。

5. 在使用前和使用后均需进行手卫生。

6. 请勿擅自叠加使用防护用品，因为在造成浪费的同时也可能造成健康损害和发生额外感染。所有防护用品均有其独特的使用要求，比如呼吸防护用品要求环境中在大气压下的氧气含量不得低于 19%。擅自叠加使用防护用品可能导致无法满足正常使用条件，对健康造成损害，同时造成污染。如无法决定是否叠加使用，请咨询专业的防护用品使用机构。

7. 在未进行身体素质评估的状态下，不建议长时间体力劳动者使用防护用品。如为特有需要，则应进行使用前身体素质评估，保证防护用品的使用不会影响使用者的人身安全。

第 6 章

防护用品不同应用场景使用建议

6.1 常见生活场景使用建议

　　参考国家卫生健康委员会发布的《关于印发公众科学戴口罩指引的通知》，根据其第 4 章中表 4.2 "非医疗场所环境风险等级分布" 以及《YY/T 0969—2013 一次性使用医用口罩》《YY 0469—2004 医用外科口罩技术要求》《YY 0469—2011 医用外科口罩》《GB 19083—2010 医用防护口罩技术要求》等标准中各类口罩的定义及适用范围，结合浙大一院以往应对 SARS、禽流感、COVID-19 等呼吸道传染病疫情的防治经验，建议在户外、社区、家里等常见生活场所中，在无人员聚集、通风良好情况下不戴口罩；在人员聚集或与他人近距离接触（距离≤1m）时佩戴一次性使用医用口罩进行呼吸防护（见表 6.1），并注意手卫生。

表 6.1　常见生活场景中的个人防护用品推荐

序号	常见生活场景	环境风险等级	所需防护用品	备注
1	户外	Ⅰa	不戴口罩	*
		Ⅰb	一次性使用医用口罩	**
2	社区	Ⅰa	不戴口罩	*
		Ⅰb	一次性使用医用口罩	**

序号	常见生活场景	环境风险等级	所需防护用品	备注
3	家里	I a	不戴口罩	*
		I b	一次性使用医用口罩	***
4	公司	I a	不戴口罩	*
		I b	一次性使用医用口罩	**
5	学校	I a	不带口罩	*
		I b	一次性使用医用口罩	**
6	工地	I a	不带口罩	*
		I b	一次性使用医用口罩	**
7	酒店	I a	不带口罩	*
		I b	一次性使用医用口罩	**
8	餐馆	I a	不带口罩	*
		I b	一次性使用医用口罩	**
9	超市	I b	一次性使用医用口罩	**
10	百货公司	I b	一次性使用医用口罩	**
11	菜市场	I b	一次性使用医用口罩	**
12	汽车站	I b	一次性使用医用口罩	**
13	火车站	I b	一次性使用医用口罩	**
14	地铁站	I b	一次性使用医用口罩	**
15	机场	I b	一次性使用医用口罩	**
16	厢式电梯	I b	一次性使用医用口罩	**
17	公共交通工具	I b	一次性使用医用口罩	**

注："*"表示无人员聚集、通风良好；"**"表示人员聚集或与其他人近距离接触（距离≤1m）时；"***"表示与居家隔离、出院康复人员共同生活。

6.2　医疗机构使用建议

参考国家卫生健康委员会发布的《关于印发公众科学戴口罩指引的通知》，根据其第 4 章中表 4.3 "医疗场所风险等级精细化分级"，结合浙大一院以往应对 SARS、禽流感、COVID-19 等呼吸道传染病疫情的防治经验，建议从事疫情防控工作的相关医务人员、行政管理人员、后勤保障人员、保安、保洁等作业人员在医疗机构中着工作服、佩戴口罩、戴手套等，以多措施相结合方式进行个人防护（见表 6.2）。

表 6.2　医疗机构中不同风险区作业人员所需防护用品推荐

序号	作业人员类型	医疗场所精细化分级	工作服	一次性使用医用口罩	医用外科口罩	医用防护口罩	一次性乳胶手套	外科无菌手套	帽子	开放眼罩/半面屏	封闭眼罩	头盔/(封闭眼罩+全面屏)	防护服	手术衣	隔离衣	洁净服	鞋套	备注
1	医院出入管理、行政管理、后勤保障管理类	Ⅰb	+	+														普通
		Ⅰb	+	+														高危
2	预检分诊、普通门诊检查、普通窗口	Ⅰc	+		+				+									普通
		Ⅰc	+		+		+		+	+								高危
3	设备维修维护	Ⅰc	+		+		+		+									普通
		Ⅱb	+			+	+		+		+		+			+		确诊
4	患者转运	Ⅰc	+		+		+		+									普通
		Ⅰc	+		+		+		+		+							高危
		Ⅱb	+			+	+		+		+		+			+		确诊
5	肛肠诊查、妇科检查、放射检查	Ⅰc	+		+		+		+	+					+			普通
		Ⅱa	+			+	+		+		+				+	+		高危
		Ⅲa				+	+		+			+	+			+	+	确诊

续表

序号	作业人员类型	医疗场所精细化分级	一次性使用医用口罩·工作服	一次性使用医用口罩	医用外科口罩	医用防护口罩	一次性乳胶手套	外科无菌手套	帽子	开放眼罩/半面屏	封闭眼罩	头盔/(封闭眼罩+全面屏)	防护服	手术衣	隔离衣	洁净服	鞋套	备注
6	临床保洁	Ⅰc	+	+					+									普通
		Ⅱa	+		+		+		+	+						+		高危
		Ⅲb				+			+		+		+		+	+	+	确诊
7	抽血、耳鼻喉诊查、眼部诊查	Ⅰc	+		+		+		+									普通
		Ⅱb	+			+	+		+		+							高危
		Ⅲa	+			+	+		+		+		+		+	+	+	确诊
8	发热门诊诊查	Ⅱa			+		+		+	+								普通
		Ⅱb	+			+	+		+		+							高危
9	口腔诊查、感染科诊查、呼吸科诊查	Ⅱb	+			+	+		+		+							普通
		Ⅱb	+			+	+		+		+		+					高危
		Ⅲa				+			+		+		+		+	+	+	确诊
10	支气管镜检查	Ⅱb	+			+	+		+		+							普通
		Ⅲb				+			+		+		+		+	+	+	高危
		Ⅲb				+			+		+		+		+	+	+	确诊

（表中"所需个人防护用品"各列从左至右依次为：工作服、一次性使用医用口罩、医用外科口罩、医用防护口罩、一次性乳胶手套、外科无菌手套、帽子、开放眼罩/半面屏、封闭眼罩、头盔/（封闭眼罩+全面屏）、防护服、手术衣、隔离衣、洁净服、鞋套）

续表

序号	作业人员类型	医疗场所精细化分级	一次性使用工作服	医用外科口罩	医用防护口罩	一次性乳胶手套	外科无菌手套	帽子	开放眼罩/半面屏	封闭眼罩	头盔/（封闭眼罩+全面屏）	防护服	手术衣	隔离衣	洁净服	鞋套	备注
											所需个人防护用品						
11	气管插管	Ⅲb			+	+		+		+				+		+	普通
		Ⅳ			+		+	+			+	+	+		+	+	高危
		Ⅳ			+		+	+			+	+	+		+	+	确诊
12	普通门诊检验	Ⅱc	+	+		+		+									普通
13	病理分析	Ⅱc	+	+		+		+	+								普通、高危、确诊
14	检验科检验，胃镜检查	Ⅱc	+	+		+		+									普通
		Ⅲb			+	+		+		+		+		+		+	高危
		Ⅲb			+	+		+		+		+		+		+	确诊
15	麻醉/复苏	Ⅱc	+	+		+		+						+			普通
		Ⅲb			+	+		+		+		+		+		+	确诊
16	穿刺、手术	Ⅲc			+		+	+					+	+		+	普通
		Ⅳ			+		+	+			+	+	+		+	+	确诊

注："+"表示从事疫情防控相关工作的作业人员需要穿戴的防护用品；"普通"代表作业人员接触到的患者为非疫区或非疫区自愿来的患者且未能确定患者与确诊患者密切接触者（简称密接者）；"高危"代表作业人员接触到患者属于密接者；"确诊"代表作业人员接触到的患者为确诊或确诊无症状感染。

第二部分

常见医用口罩、防护服与评测

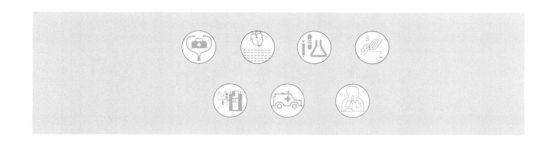

第 7 章

常见医用口罩

7.1 认识口罩

根据《YY/T 0969—2013 一次性使用医用口罩》《YY 0469—2011 医用外科口罩》《GB 19083—2010 医用防护口罩技术要求》标准，我国医用口罩有一次性使用医用口罩、医用外科口罩以及医用防护口罩三种，口罩的佩戴方式有耳挂式、绑带式、头戴式，如图 7.1 所示。

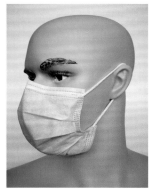 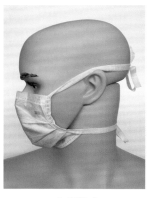 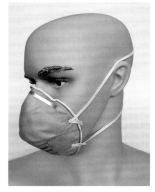

a）耳挂式　　　　　　　　b）绑带式　　　　　　　　c）头戴式

图 7.1　口罩佩戴方式示样

以上三种口罩上均应配具有可调节性的鼻夹。其中，一次性使用医用口罩、医用外科口罩的鼻夹由可塑性材料制成，鼻夹的长度应不小于8.0cm，如图7.2所示。

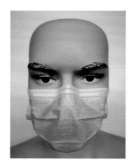

图 7.2　口罩鼻夹示样

通过对常见医用普通口罩、医用外科口罩和医用防护口罩的样品信息梳理、官网查询及标准对照，对部分产品信息进行展示，详见第 7.2 ～ 7.4 节。

7.2　常见医用普通口罩

常见医用普通口罩信息如下。

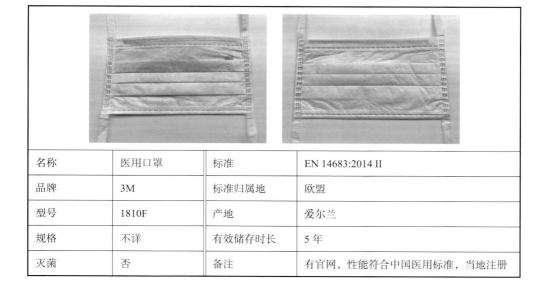

名称	医用口罩	标准	EN 14683:2014 II
品牌	3M	标准归属地	欧盟
型号	1810F	产地	爱尔兰
规格	不详	有效储存时长	5 年
灭菌	否	备注	有官网，性能符合中国医用标准，当地注册

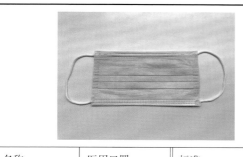
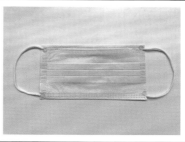

名称	医用口罩	标准	ASTM F2100-19 I
品牌	UniSeal	标准归属地	美国
型号	Unimask	产地	美国
规格	不详	有效储存时长	不详
灭菌	否	备注	有官网，性能符合中国医用标准，当地注册

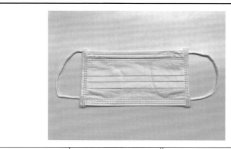
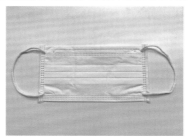

名称	医用口罩	标准	EN 14683:2014 II
品牌	MaiMed	标准归属地	欧盟
型号	REF 75512	产地	德国
规格	不详	有效储存时长	5 年
灭菌	否	备注	有官网，性能符合中国医用标准，当地注册

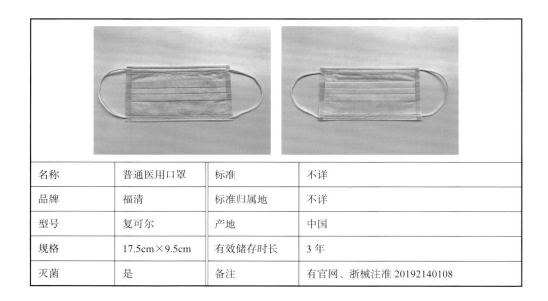

名称	普通医用口罩	标准	不详
品牌	福清	标准归属地	不详
型号	复可尔	产地	中国
规格	17.5cm×9.5cm	有效储存时长	3 年
灭菌	是	备注	有官网、浙械注准 20192140108

7.3　常见医用外科口罩

常见医用外科口罩信息如下。

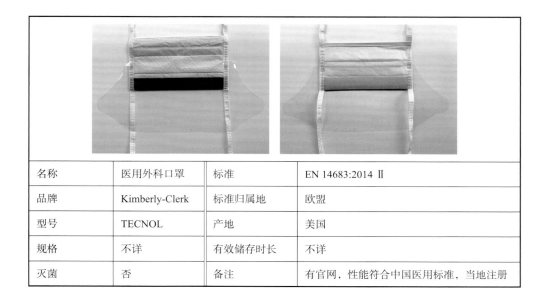

名称	医用外科口罩	标准	EN 14683:2014 Ⅱ
品牌	Kimberly-Clerk	标准归属地	欧盟
型号	TECNOL	产地	美国
规格	不详	有效储存时长	不详
灭菌	否	备注	有官网，性能符合中国医用标准，当地注册

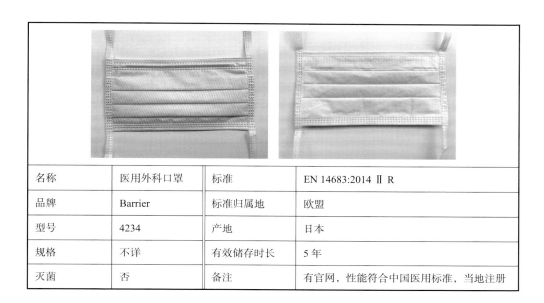

名称	医用外科口罩	标准	EN 14683:2014 II R
品牌	Barrier	标准归属地	欧盟
型号	4234	产地	日本
规格	不详	有效储存时长	5 年
灭菌	否	备注	有官网，性能符合中国医用标准，当地注册

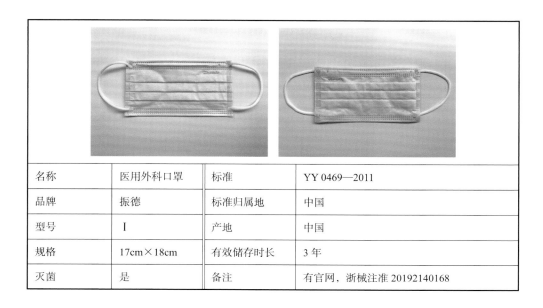

名称	医用外科口罩	标准	YY 0469—2011
品牌	振德	标准归属地	中国
型号	I	产地	中国
规格	17cm×18cm	有效储存时长	3 年
灭菌	是	备注	有官网，浙械注准 20192140168

7.4 常见医用防护口罩

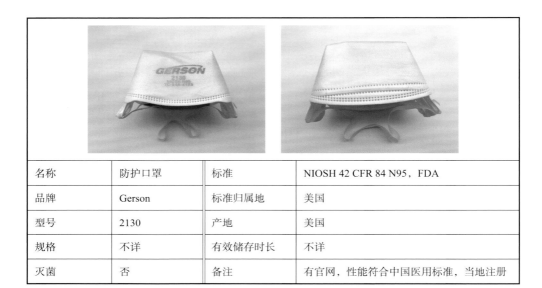

名称	防护口罩	标准	NIOSH 42 CFR 84 N95，FDA
品牌	Gerson	标准归属地	美国
型号	2130	产地	美国
规格	不详	有效储存时长	不详
灭菌	否	备注	有官网，性能符合中国医用标准，当地注册

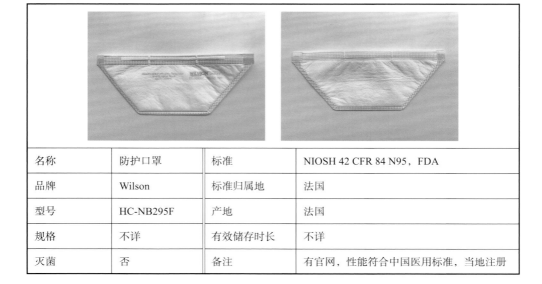

名称	防护口罩	标准	NIOSH 42 CFR 84 N95，FDA
品牌	Wilson	标准归属地	法国
型号	HC-NB295F	产地	法国
规格	不详	有效储存时长	不详
灭菌	否	备注	有官网，性能符合中国医用标准，当地注册

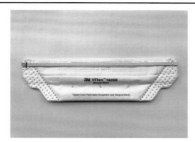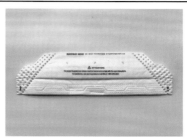

名称	防护口罩	标准	NIOSH 42 CFR 84 N95，FDA
品牌	3M	标准归属地	美国
型号	Vflex 1805	产地	不详
规格	S	有效储存时长	不详
灭菌	否	备注	有官网，性能符合中国医用标准，当地注册

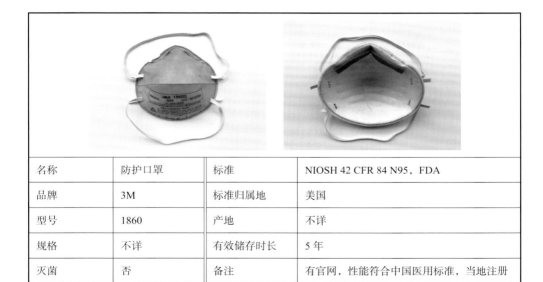

名称	防护口罩	标准	NIOSH 42 CFR 84 N95，FDA
品牌	3M	标准归属地	美国
型号	1860	产地	不详
规格	不详	有效储存时长	5 年
灭菌	否	备注	有官网，性能符合中国医用标准，当地注册

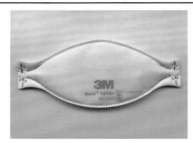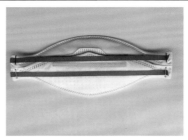

名称	防护口罩	标准	NIOSH 42 CFR 84 N95，FDA
品牌	3M	标准归属地	美国
型号	1870＋	产地	不详
规格	不详	有效储存时长	不详
灭菌	否	备注	有官网，性能符合中国医用标准，当地注册

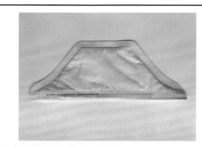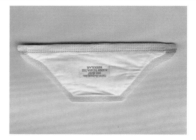

名称	防护口罩	标准	NIOSH 42 CFR 84 N95，FDA
品牌	Halyard	标准归属地	美国
型号	46727	产地	墨西哥
规格	Regular Size	有效储存时长	不详
灭菌	否	备注	有官网，性能符合中国医用标准，当地注册

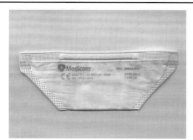
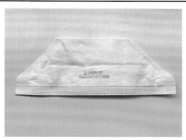

名称	防护口罩	标准	EN 149 FFP2 NR D，EN 14683 Ⅱ R
品牌	Medicaom	标准归属地	欧盟
型号	2092S-WH	产地	法国、乌克兰、荷兰
规格	不详	有效储存时长	5 年
灭菌	否	备注	有官网，性能符合中国医用标准，当地注册

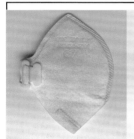
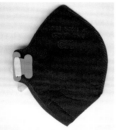
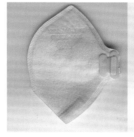
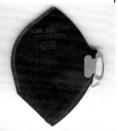

名称	防护口罩	标准	GB 19083—2010
品牌	朝美	标准归属地	中国
型号	F-Y3-A	产地	中国
规格	不详	有效储存时长	2 年
灭菌	否	备注	有官网，浙械注准 20142140103

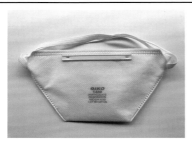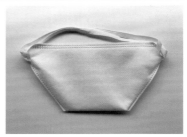

名称	防护口罩	标准	NIOSH 42 CFR 84 N95，FDA
品牌	GIKO	标准归属地	美国
型号	1400	产地	中国
规格	不详	有效储存时长	不详
灭菌	否	备注	有官网，性能符合中国医用标准，当地注册

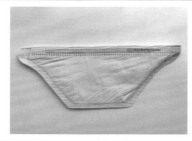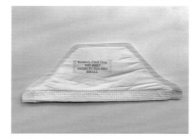

名称	防护口罩	标准	NIOSH 42 CFR 84 N95，FDA
品牌	Kimberly-Clark	标准归属地	美国
型号	KC300	产地	墨西哥
规格	S	有效储存时长	不详
灭菌	是	备注	有官网，性能符合中国医用标准，当地注册

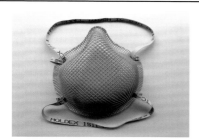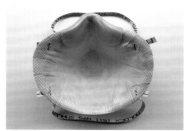

名称	防护口罩	标准	NIOSH 42 CFR 84 N95，FDA
品牌	Moldex	标准归属地	美国
型号	1511	产地	美国
规格	S	有效储存时长	不详
灭菌	否	备注	有官网，性能符合中国医用标准，当地注册

第 8 章

口罩关键性能及应用评测

8.1 评测指标选择

针对一次性使用医用口罩和医用外科口罩的评测，因受样本量的限制，考虑真实应用场景下的性能指标需求，参考《YY/T 0969—2013 一次性使用医用口罩》和《YY 0469—2011 医用外科口罩》，对照《YY 0469—2004 医用外科口罩技术要求》，基于长期的临床使用经验、临床反馈及专家建议，本章选取压力差、颗粒过滤效率（particle filtration efficiency，PFE）、表面抗湿性、合成血液穿透作为客观指标，并选取鼻梁条塑形效果、耳带舒适度、面料舒适度作为主观感受指标，形成真实应用场景下的口罩关键性能指标体系（见表 8.1）。参照标准所规定的测试方法及科学合理的双盲测试试验，完成评测。

对于一次性使用医用口罩和医用外科口罩，细菌过滤效率是重要的性能指标，均要求不小于 95%。医用外科口罩要求对非油性颗粒的过滤效率应不小于30%，而一次性使用医用口罩对此无特殊要求。鉴于细菌过滤效率测试复杂和测试周期较长的特性，颗粒过滤效率与细菌过滤效率之间的相关性，以及物资紧缺情况下的可替代性，本次评测选择统一测试一次性使用医用口罩和医用外科口罩的颗粒过滤效率。合成血液穿透是医用外科口罩的性能要求，鉴于物资紧缺情况下的可替代性，本次评测选择统一测试一次性使用医用口罩和医用外科口罩的合成血液穿透性能。《YY 0469—2004 医用外科口罩技术要求》要求口罩外侧面沾水等级不低于 GB/T 4745—1997 中的 3 级，而 2011 年的标准取消了对表面抗湿性能的要求。鉴于真实应用场景中表面抗湿性能对口罩的使用仍有一定的影响，因此本次评测选择统一测试一次性使用医用口罩和医用外科口罩的表面抗湿性能。抽样测试结果仅代表样品收集时间段内市场上部分批次口罩的性能与质量。

关于主观感受指标的选择，主要根据长期大量的使用经验和临床反馈，分别制定 1 ～ 5 级评分表，详见本章第 8.6 节。

表 8.1　一次性使用医用口罩和医用外科口罩的关键性能评测指标体系

一级指标	二级指标	一次性使用医用口罩要求（YY/T 0969—2013）	医用外科口罩要求（YY 0469—2011）	指标说明
客观指标	压强差（Δp）	口罩两侧$\triangle p \leqslant$ 49Pa	口罩两侧$\triangle p \leqslant$ 49Pa	影响呼吸顺畅度
	颗粒过滤效率（PFE）	无	非油性颗粒 PFE $\geqslant$ 30%	指对气溶胶的过滤效率。颗粒粒数中值直径相当于空气动力学质量中值直径（0.24±0.06）μm
	表面抗湿性能	无	无	按照 GB/T 4745—1997 标准测试表面抗湿性能
	合成血液穿透	无	将 2mL 合成血液以 16kPa（120mmHg）的压力喷向口罩外侧面后，口罩内侧不应出现渗透	按照美国标准对口罩的等级分类，测试 80mmHg 和 120mmHg 下的合成血液穿透性能
主观指标	鼻梁条塑形效果	无	无	根据长期大量使用经验，制定 1 ～ 5 级评分表
	耳带舒适度	无	无	
	面料舒适度	无	无	

注：所有口罩测试前不做预处理，均在统一自然条件下储存一段时间后，直接测试，以体现真实应用场景下的性能。

8.2　压力差测试

本节使用青岛众瑞智能仪器有限公司的 ZR—1200 型口罩阻力测试仪（见图 8.1），参考《YY 0469—2011 医用外科口罩》标准中的压力差试验方法对口罩进行测试：①需用 5 个样品进行试验；②试验用气体流量需调整至 8L/min，样品的测试区直径为 25mm，试验面积为 4.9cm²（π×1.25cm×1.25cm），测试结果报告为每平方厘米面积的压强差值（Δp）应不大于 49Pa/cm^2。具体测试过程如图 8.2 所示。

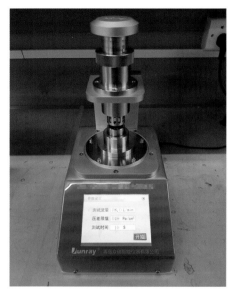

图 8.1　口罩阻力测试仪

采用符合《YY 0469—2011 医用外科口罩》及《YY/T 0969—2013 一次性使用医用口罩》的口罩阻力测试仪。它通过让不同流量气流通过一定面积的口罩，检测口罩两端的压力来检测口罩呼吸阻力，适用于医疗器械检验单位、医用外科口罩生产单位以及有关研究部门。

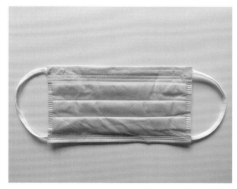
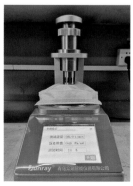
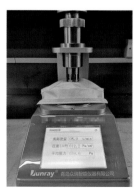

a）样品准备　　　　　b）参数设置及自动测试　　　c）结果读取记录

图 8.2　口罩阻力测试过程

8.3　颗粒过滤效率测试

参照《YY 0469—2011 医用外科口罩》中 5.6.2 颗粒过滤效率（PFE）的试验方法进行测试，每种口罩选出 3 个样品按照标准要求进行预处理，然后用口罩颗粒物过滤效率及气流阻力测试仪进行颗粒过滤效率的测试（见图 8.3）。

测试过程如下。

（1）样品准备［见图 8.3a）］：将口罩两端剪掉后完全展开中间主体部分，将外层朝上放置在口罩固定夹具中，口罩需完全覆盖夹具圆孔。

（2）参数设置与测试［见图 8.3b）］：在气流阻力测试仪操作界面上按要求设置采样流量、过滤效率合格百分比、阻力、测量区直径和过滤效率测试时长等参数，点击操作界面上的"开始测试"按钮进行测试。

（3）结果记录［见图 8.3c）］：等待测试结束，读取并记录颗粒过滤效率，回收口罩样品，整理气流阻力测试仪，结束测试。

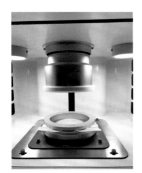 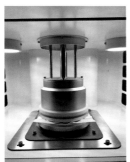 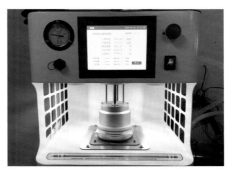

a）样品准备　　　　　　b）参数设置与测试　　　　　　c）结果记录

图 8.3　颗粒过滤效率测试过程

8.4　表面抗湿性测试

表面抗湿性测试参照国家标准《GB/T 4745—1997 纺织织物 表面抗湿性测定 沾水试验》中描述的流程，采用表面抗湿性测试仪［见图 8.4a）］，基于双盲测试方法完成。所有样品事先由试验员统一编号，测试员在不知产品品牌等信息的情况下完成测试，分析员在不知产品品牌等信息的情况下完成数据分析。每种口罩随机选取 3 个样品，重复测试 3 次，获得表面沾水等级范围。

测试原理为把试样放在卡环上与水平成 45° 角放置，试样中心位于喷嘴下面规定的距离，用规定体积的蒸馏水或去离子水喷淋试样。通过比较试样外观与评定标准及图片，来确定其沾水等级。

根据标准，表面沾水等级可分为 5 等级［见图 8.4b）］。ISO 5 表示上层表面没有沾水或湿润，ISO 1 表示全部上层表面完全湿润。对于深色织物，主要根据文字描述评级，1 级表示受淋表面全部润湿，5 级表示受淋表面没有湿润，在表面也未沾有小水珠。

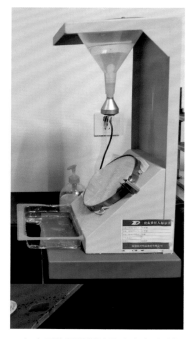

a）表面抗湿性测试仪（沾水试验）

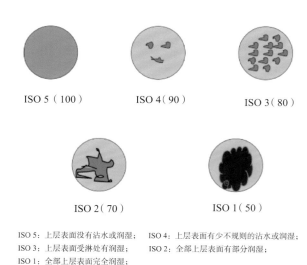

ISO 5（100）　　ISO 4（90）　　ISO 3（80）

ISO 2（70）　　ISO 1（50）

ISO 5：上层表面没有沾水或润湿；　ISO 4：上层表面有少不规则的沾水或润湿；
ISO 3：上层表面受淋处有润湿；　　ISO 2：全部上层表面有部分润湿；
ISO 1：全部上层表面完全润湿；

图片等级对应关系如下：
GB 5 = ISO 5 = AATCC 100　　GB 4 = ISO 4 = AATCC 90
GB 3 = ISO 3 = AATCC 80　　 GB 2 = ISO 2 = AATCC 70
GB 1 = ISO 1 = AATCC 50

b）沾水等级，圆形中间阴影部分表示表面沾水或
润湿的大小（GB/T 4745—1997）

图 8.4　表面抗湿性测试仪与表面沾水等级

测试过程如下。

（1）试验准备：测试在标准实验室内完成，温湿度恒定。所有样品统一在自然环境中（室温为 20 ～ 25℃）储存，由测试员 A 事先去包装，剪去口罩两侧，以便于展开。符合标准 GB/T 4745—1997 第 6.2 条 常规检验或另有协议可在室温或实际条件下进行的要求。

每种口罩准备 3 个样品。

准备足量蒸馏水，温度为 20℃ ±2℃。

（2）样品测试：按标准 GB/T 4745—1997 的要求，将测试样品平铺安装在卡环上，用量筒取 250mL 蒸馏水，平稳倒入漏斗内［见图 8.5a）］，待淋水停后用硬物轻轻敲打两次，对照图片观测试样润湿程度［见图 8.5b）］，用最接近的文字描述及图片表示的级别来评定其等级，不评中间等级，记录每次测试结果。

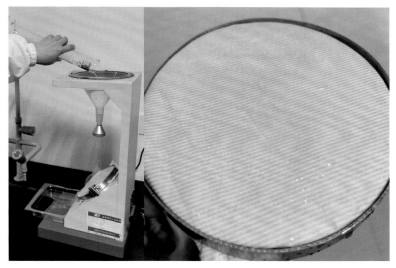

a）样品测试操作   b）对比评定表面沾水等级

图 8.5 样品的表面抗湿性测试过程

8.5 合成血液穿透测试

参照《YY 0469—2011 医用外科口罩》中 5.5 合成血液穿透试验方法进行测试，每种口罩选取 3 个样品按照标准要求进行预处理，然后用 LFY-227 医用口罩合成血液穿透试验仪进行合成血液穿透测试（见图 8.6）。

测试过程如下。

（1）样品准备［见图 8.6a）］：将口罩两端剪掉后完全展开中间主体部分，将外层对着合成血液喷射头并放置在口罩固定夹具中，口罩需完全覆盖夹具圆孔。

（2）参数设置与测试［见图 8.6b）］：旋转试验仪压力调节旋钮，将合成血液喷射压力调至试验所需压力，按下喷射按钮将合成血液喷射至口罩的外层。

（3）结果记录［见图 8.6c）］：取下口罩观察口罩内层是否有合成血液渗透。

当无法用肉眼判别时，可用白色棉球轻微擦拭口罩内层，观察白色棉球是否染上红色斑点。

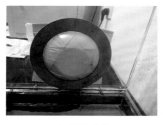
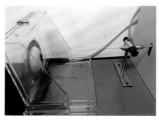
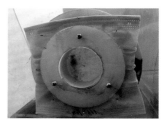

a）样品准备　　　　　　　b）参数设置与测试　　　　　　c）结果记录

图 8.6　合成血液穿透测试过程

8.6　应用评测

　　本手册共计评测口罩 25 种，包括医用外科口罩 11 种、一次性使用医用口罩 14 种。将 25 种口罩混合后随机排序，把口罩编号作为口罩的标识，应用评测过程中隐去品牌、规格和型号等具体信息。

　　应用评测共选取了鼻梁条塑形效果、耳带舒适度（限耳挂式口罩）和面料舒适度 3 个评测指标，每个指标均由 6 位评测者按评测要求佩戴口罩后根据真实感受进行打分。疫情期间，因口罩样品种类多，但每种口罩可用于评测的数量少，为了既可以满足评测需求，又避免浪费，我们共选择了 30 位测评者，按脸型、性别随机均分为 5 组，每组 3 男（脸型大、中、小各 1 位）3 女（脸型大、中、小各 1 位）；同时将 25 种测试口罩随机均分为 5 组，即每位测试者评测 5 种口罩，每种口罩有 6 人参与评测。

　　应用评测制定了纳入与排除标准，评测者需是 18 ～ 55 岁的医疗机构工作人员，面部及耳部皮肤无损伤，感觉功能正常，对于已知皮肤严重过敏体质者不纳入评测。应用评测同时制定了评测要求，如需按产品适用范围正确佩戴使用，不能在有皮肤过敏原环境等其他可能影响试验结果公正性的环境中评测等。评测前为每位评测者详细讲解评测要求。将 3 个指标的分数均设置为 1 ～ 5 分，分数越高代表对应的指标效果越好，每个分数对应的具体指标效果描述见附录"口罩（防护口罩除外）评测表"。

8.7 评测结果

本次试验用样品来自捐赠、医院自行采购和厂家自愿提供的口罩。根据样品数量，共测试了 25 种口罩的主客观性能指标。针对客观指标，根据我国标准要求，每个指标测试 3 或 5 个样品（详见第 8.2 ～ 8.5 节），获得平均值及标准差值。所有测试样品在真实应用条件（室温）下进行测试，未经过温湿度预处理。针对主观指标，设计双盲评测试验进行客观评测和分析，方法详见第 8.6 节。

8.7.1 客观性能指标测试结果

将包装上标注标准属性或明确标注 "surgical face mask" 等字样的产品归为医用外科口罩类，来自中国、美国、日本和印度尼西亚共 11 种医用外科口罩参与了评测和分析。抽样测试数据显示，18.2% 受测试医用外科口罩样品的通气阻力达不到我国《YY/T 0469—2011 医用外科口罩》标准规定的口罩两侧面进行气体交换的压强差 ≤ 49Pa 的要求；27.2% 受测试样品的达不到 PFE ≥ 30% 的要求；45.5% 的受测试医用外科口罩颗粒过滤效率 ≥ 95%，达到医用防护口罩的过滤级别。根据我国《YY/T 0469—2011 医用外科口罩》，对表面抗湿性不做检测要求，测试结果显示仅少部分口罩的外表面能达到 3 级防水标准，其余口罩的表面防水性能较差。我国《YY/T 0469—2011 医用外科口罩》对合成血液穿透性能的要求是通过 120mmHg 测试；在美国，标准分 120mmHg 和 80mmHg 两档。63.6% 的受测试医用外科口罩达不到我国的标准要求，其中 27.3% 达不到美国 80mmHg 的标准要求。

参与测试的一次性使用医用口罩有来自中国、美国、日本、德国、泰国和伊朗等国家的共 14 种产品。根据我国标准《YY/T 0969—2013 一次性使用医用口罩》内外侧的压强差 ≤ 49Pa 的要求，21.4% 的样品不符合要求。标准《YY/T 0969—2013 一次性使用医用口罩》对颗粒过滤效率、表面抗湿性和合成血液穿透均无要求，但结果显示，除 1 种口罩样品不满足医用外科口罩 PFE ≥ 30% 的要求外，其余均符合医用外科口罩 PFE 的要求，且 42.8% 的口罩 PFE ≥ 95%；71.4% 的口罩表面抗湿性良好，达 3 等级及以上；21.4% 的一次性使用医用口罩甚至能通过 120mmHg 和 80mmHg 的合成血液穿透测试，85.7% 的口罩能通过 80mmHg 的测试。

从以上在真实应用场景下的测试结果可以看出，市场上的医用外科口罩和一次性使用医用口罩性能参差不齐，部分产品在真实应用场景中的测试结果可能与实验室条件下的测试结果存在差异。可能的原因包括生产质量不合格或者在出厂后的供应环节发生口罩质变。部分一次性使用医用口罩的性能不低于医用外科口罩。在真实应用场景中，尤其在物资紧缺的情况下，可考虑通过抽样检测确定一次性使用医用口罩是否能够替代医用外科口罩，建议建立标准的替代使用指南，明确替代使用条件、测试方法和考核依据等。未来，还可考虑合并一次性使用医用口罩和医用外科口罩的标准，或者由相关行业建立全球通用的标准，以满足物资紧缺情况下全球物资的替换使用需求。

综合以上在真实应用场景下的测试情况，建议多部门联合加强对医用口罩生产过程和质量的监管，考虑制定真实应用场景下的口罩测试标准，及时发现供应过程可能导致的口罩质变问题，推进口罩临床使用前评测体系的建立，加强口罩在临床使用过程中的持续质量监测，为防止医院感染把好质量关。

8.7.2 主观性能指标测试结果

主观评测的各项指标满分均为 5 分。若平均得分达到 4.0 及以上的指标效果，可被认定为良好；平均得分达到 3.0 ～ 4.0，可被认定为基本符合要求；平均得分在 3.0 以下，可被认定为不符合要求。

对 11 种医用外科口罩或包装标注为外科口罩的产品，主观指标抽样评测结果如表 8.2 所示。鼻梁条塑形效果、耳带舒适度和面料舒适度三项指标得分均达到 4.0 及以上的只有样品 3，即参与评测的 11 种医用外科口罩中只有 1 种口罩的三项主观评测指标均能达到良好；三项得分中有两项指标得分达到 4.0 及以上的医用外科口罩有 4 种，占比为 36.4%；三项指标中有两项指标不符合要求的只有样品 10。对比分析结果显示，样品 3、样品 4 和样品 11 三种口罩的主观指标评测效果相对较好；样品 10 的主观指标评测效果相对较差；样品 9 的口罩鼻梁条塑形效果和耳带舒适度虽然较好，但其面料舒适度较差。

表 8.2 医用外科口罩或包装标注为外科口罩的产品主观指标抽样评测结果

编 号	鼻梁条塑形效果得分	耳带舒适度得分	面料舒适度得分
样品 1	3.00±1.55	不适用	3.50±1.22
样品 2	4.42±0.49	不适用	3.50±1.52
样品 3	4.33±0.82	4.47±0.52	4.13±0.77
样品 4	4.00±0.89	4.50±0.84	3.50±1.05

编　号	鼻梁条塑形效果得分	耳带舒适度得分	面料舒适度得分
样品 5	3.00±1.26	不适用	3.83±0.98
样品 6	3.75±0.88	不适用	3.67±0.52
样品 7	3.67±0.82	4.17±0.75	3.17±0.75
样品 8	3.83±0.75	3.83±0.98	3.17±0.98
样品 9	4.17±0.98	4.00±0.63	2.83±0.75
样品 10	2.33±1.21	3.33±0.82	2.83±0.75
样品 11	4.50±0.84	4.00±0.63	3.83±0.75

对 14 种一次性使用医用口罩的主观指标抽样评测结果如表 8.3 所示。鼻梁条塑形效果、耳带舒适度和面料舒适度三项指标得分中，有两项指标的平均分达到 4.0 及以上的医用外科口罩有 6 种，占比为 42.9%；有一项指标不符合要求的是样品 20 和样品 23 两种，占比为 14.3%。对比分析发现，样品 16、样品 18 和样品 22 三种口罩的主观指标效果相对较好；样品 23 的主观指标效果相对较差；样品 20 的口罩鼻梁条塑形效果和耳带舒适度虽然较好，但其面料舒适度不符合要求。

表 8.3　一次性使用医用口罩主观指标抽样评测结果

编　号	鼻梁条塑形效果得分	耳带舒适度得分	面料舒适度得分
样品 12	3.50±0.55	不适用	4.17±0.75
样品 13	4.08±1.28	3.83±0.98	3.58±1.02
样品 14	4.67±0.82	不适用	3.08±1.74
样品 15	3.00±1.26	4.62±0.49	3.67±0.82
样品 16	4.33±0.52	4.10±0.68	3.83±0.75
样品 17	3.72±0.85	4.17±0.75	3.83±1.33
样品 18	4.42±0.49	4.42±0.49	3.65±0.81
样品 19	4.33±0.52	4.33±0.82	3.42±0.80
样品 20	4.00±0.89	4.17±0.98	2.83±0.75
样品 21	4.17±0.41	4.50±0.84	3.33±1.21
样品 22	3.50±0.84	4.17±0.75	4.00±0.63
样品 23	2.92±1.11	3.67±0.52	3.33±0.52
样品 24	3.17±1.33	4.17±0.52	3.75±0.61
样品 25	3.58±0.49	3.50±0.55	3.83±0.41

主观评价是对口罩性能评价的补充，不仅体现了口罩的适用性和舒适性，而且从侧面反映了口罩质量水平，比如材料是否致敏、是否有异味等。建立完善的临床使用过程中关键参数的评价指标体系并开展持续的临床使用评价，对遴选优质的产品有重要意义。长期以来，医疗机构并未掌握口罩产品性能和质量判断的主动性，而基于临床真实应用环境的评价体系的建立，有助于医疗机构选购优质的、适宜的产品。在具体选用口罩产品时，需要综合考量其鼻梁条塑形效果、耳带舒适度和面料舒适度，并结合其客观性能指标测试结果。

第 9 章

常见医用防护服

在中国和美国，医用防护服有专门的标准，需获得有关机构的注册批准后方可上市，一般通过外包装上的医疗器械注册证号等信息可判别。欧盟没有专门的医用防护服标准，而是对防护服的各个性能测试指标的通过情况进行标示，通常情况下会在外包装比较醒目的位置标示其最高防护等级。在欧盟，符合一般医用防护服标准的，会在外部包装上标明"EN 14126"（生物防护）字样，同时也会标明符合"EN 14605 Type 3B"（防喷淋）或"EN 14605 Type 4B"（防喷淋）、"EN ISO 13982-1 Type 5B"（防气溶胶）字样，如图 9.1 所示。根据欧盟 EN 14126—2003 标准规定，符合该标准的 EN 14605 Type 3 或 EN 14605 Type 4 或 EN ISO 13982-1 Type 5 的防护服，可在标示后加"B"表示符合生物防护要求。如 EN 14605 Type 3B 表示该产品既符合 EN 14605 Type 3 标准也符合 EN 14126—2003 标准。

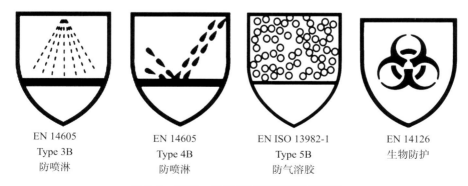

EN 14605	EN 14605	EN ISO 13982-1	EN 14126
Type 3B	Type 4B	Type 5B	生物防护
防喷淋	防喷淋	防气溶胶	

图 9.1 欧盟一般医用防护服辨识的标示

9.1　认识医用防护服

根据《GB 19082—2009 医用一次性防护服技术要求》标准，防护服由连帽上衣、裤子组成，它的样式结构有连身式和分身式两种，具体见该标准文件中的图样。防护服的关键部位是左右前襟、左右臂及背部区域（见图 9.2）；另外，接缝部位的性能技术要求也是防护服的关注要点。在医疗场所，建议使用接缝处带胶条的防护服，确保防护服的性能符合 GB 19082—2009 标准的要求。

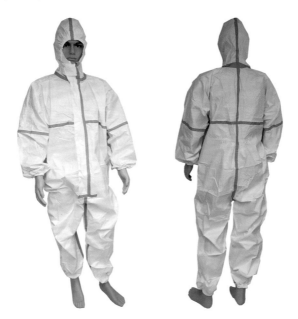

图 9.2　防护服关键部位示样

9.2　防护服样例

9.2.1　医用防护服样例

医用防护服样例如下。

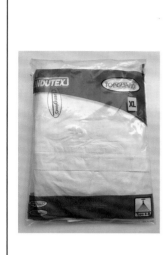

名称	防护服
品牌	Indutex
型号	Topguard 85000267
规格	XL
灭菌	否
标准	EN 14126, EN 14605 Type 4B, EN ISO 13982-1 Type 5B, EN 13034 Type 6B, EN 1149-5, EN 1073-2 Class 1
标准归属地	欧盟
产地	意大利
有效储存时长	不详
备注	有官网，未经 CFDA 认证，性能符合中国医用标准

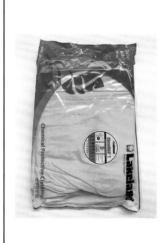

名称	防护服
品牌	Lakeland
型号	ChemMAX1 CT1S428
规格	XXL
灭菌	否
标准	EN 14126 Type 3B/Type 4B/Type 5B/Type 6B, EN 14605 Type 3, EN 14605 Type 4, EN ISO 13982-1 Type 5, EN 13034 Type 6, EN 1149-5, EN 1073-2 Class 1
标准归属地	欧盟
产地	中国
有效储存时长	不详
备注	有官网，未经 CFDA 认证，性能符合中国医用标准

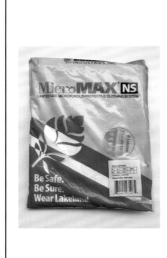

名称	防护服
品牌	Lakeland
型号	MicroMAX NS
规格	XL
灭菌	否
标准	ASTM F1671-97a，EN 13982-1 Type 5，EN 13034 Type 6，EN 1149-1，EN 1073-2
标准归属地	美国，欧盟
产地	中国
有效储存时长	不详
备注	有官网，未经 CFDA 认证，性能符合中国医用标准

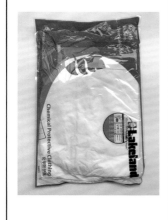

名称	防护服
品牌	Lakeland
型号	MicroMAX TS
规格	XXXL
灭菌	否
标准	EN 14126，EN 14605 Type 4B，EN ISO 13982-1 Type 5B，EN 13034 Type 6B，EN 1149-5，EN 1073-2 Class 1
标准归属地	欧盟
产地	中国
有效储存时长	不详
备注	有官网，未经 CFDA 认证，性能符合中国医用标准

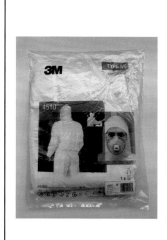

名称	防护服
品牌	3M
型号	4510
规格	M
灭菌	否
标准	EN 14126 Type 5B/Type 6B，EN ISO 13982-1 Type 5，EN 13034 Type 6，EN 1149-5，EN 1149-1，EN 1073-2 Class 2
标准归属地	欧盟
产地	中国
有效储存时长	5 年
备注	有官网，未经 CFDA 认证，性能符合中国医用标准

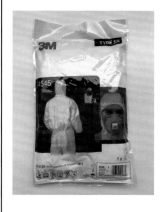

名称	防护服
品牌	3M
型号	4545
规格	L
灭菌	否
标准	EN 14126 Type 5B/Type 6B，EN ISO 13982-1 Type 5，EN 13034 Type 6，EN 1149-5，EN 1149-1，EN 1073-2 Class 1
标准归属地	欧盟
产地	中国
有效储存时长	3 年
备注	有官网，未经 CFDA 认证，性能符合中国医用标准

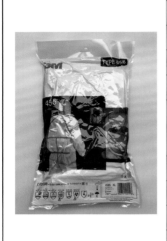

名称	防护服
品牌	3M
型号	4565
规格	XL
灭菌	否
标准	EN 14126 Type 4B/Type 5B/Type 6B，EN 14605 Type 4，EN ISO 13982-1 Type 5，EN 13034 Type 6，EN 1149-5，EN 1149-1，EN 1073-2 Class 2
标准归属地	欧盟
产地	中国
有效储存时长	7 年
备注	有官网，未经 CFDA 认证，性能符合中国医用标准

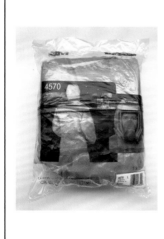

名称	防护服
品牌	3M
型号	4570
规格	L
灭菌	否
标准	EN 14126，EN 14605 Type 3，EN 14605 Type 4，EN ISO 13982-1 Type 5，EN 13034 Type 6，EN 1149-5，EN 1149-1，EN 1073-2 Class 2
标准归属地	欧盟
产地	中国
有效储存时长	3 年
备注	有官网，未经 CFDA 认证，性能符合中国医用标准

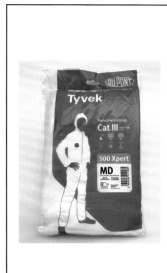

名称	防护服
品牌	杜邦
型号	Tyvek 500 Xpert
规格	M
灭菌	否
标准	EN 14126，EN ISO 13982−1 Type 5B，EN 13034 Type 6B，EN 1149−5，EN 1073−2 Class 1
标准归属地	欧盟
产地	柬埔寨
有效储存时长	不详
备注	有官网，未经 CFDA 认证，性能符合中国医用标准

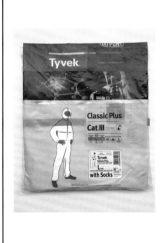

名称	防护服
品牌	杜邦
型号	Tyvek Classic Plus
规格	L
灭菌	否
标准	EN 14126，EN 14605 Type 4B，EN ISO 13982−1 Type 5B，EN 13034 Type 6B，EN 1149−5，EN 1073−2 Class 1
标准归属地	欧盟
产地	柬埔寨
有效储存时长	不详
备注	有官网，未经 CFDA 认证，性能符合中国医用标准

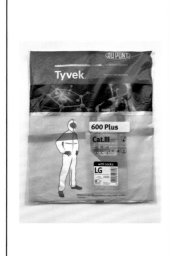

名称	防护服
品牌	杜邦
型号	Tyvek 600 Plus
规格	L
灭菌	否
标准	EN 14126，EN 14605 Type 4B，EN ISO 13982–1 Type 5B，EN 13034 Type 6B，EN 1149–5，EN 1073–2 Class 1
标准归属地	欧盟
产地	中国
有效储存时长	不详
备注	有官网，未经 CFDA 认证，性能符合中国医用标准

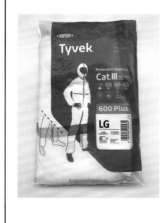

名称	防护服
品牌	杜邦
型号	Tyvek 600 Plus
规格	L
灭菌	否
标准	EN 14126，EN 14605 Type 3，EN 14605 Type 4，EN ISO 13982–1 Type 5，EN 13034 Type 6，EN 1149–5，EN 1073–2 Class 2
标准归属地	欧盟
产地	柬埔寨
有效储存时长	不详
备注	有官网，未经 CFDA 认证，性能符合中国医用标准

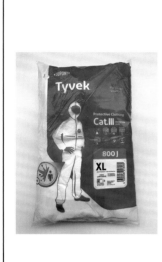

名称	防护服
品牌	杜邦
型号	Tyvek 800J
规格	XL
灭菌	否
标准	EN 14126，EN 14605 Type 3，EN 14605 Type 4，EN ISO 13982-1 Type 5，EN 13034 Type 6，EN 1149-5，EN 1073-2 Class 2
标准归属地	欧盟
产地	柬埔寨
有效储存时长	不详
备注	有官网，未经 CFDA 认证，性能符合中国医用标准

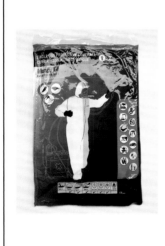

名称	防护服
品牌	Honeywell
型号	Mutex T4
规格	不详
灭菌	否
标准	EN 14126，EN 14605 Type 4B，EN ISO 13982-1 Type 5B，EN 13034 Type 6B，EN 1149-5，EN 1073-2 Class 1
标准归属地	欧盟
产地	不详
有效储存时长	不详
备注	有官网，未经 CFDA 认证，性能符合中国医用标准

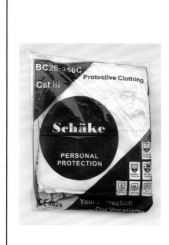

名称	防护服
品牌	Schäke
型号	Personal Protection BC26-356C
规格	XL
灭菌	否
标准	EN 14126，EN 14605 Type 4B，EN ISO 13982-1 Type 5B，EN 13034 Type 6B，EN 1149-5，EN 1073-2 Class 1
标准归属地	欧盟
产地	不详
有效储存时长	不详
备注	有官网，未经 CFDA 认证，性能符合中国医用标准

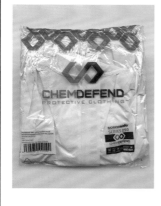

名称	防护服
品牌	Scenesafe
型号	series 250 Chemdefend
规格	L
灭菌	否
标准	EN 14126，EN ISO 13982-1 Type 5B，EN 13034 Type 6B，EN 1149-5，EN 1073-2 Class 1
标准归属地	欧盟
产地	不详
有效储存时长	不详
备注	有官网，未经 CFDA 认证，性能符合中国医用标准

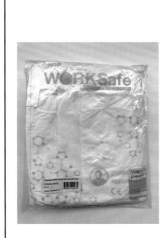

名称	防护服
品牌	WORkSafe
型号	Chempro 2000
规格	L
灭菌	否
标准	EN 14126，EN ISO 13982-1 Type 5B，EN 13034 Type 6B，EN 1149-5，EN 1073-2 Class 1
标准归属地	欧盟
产地	中国
有效储存时长	不详
备注	有官网，未经 CFDA 认证，性能符合中国医用标准

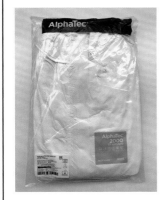

名称	防护服
品牌	Ansell
型号	AlphaTec 2000 standard
规格	XL
灭菌	否
标准	EN 14126，EN ISO 13982-1 Type 5B，EN 13034 Type 6B，EN 1149-5，EN 1073-2 Class 1
标准归属地	欧盟
产地	中国
有效储存时长	不详
备注	有官网，未经 CFDA 认证，性能符合中国医用标准

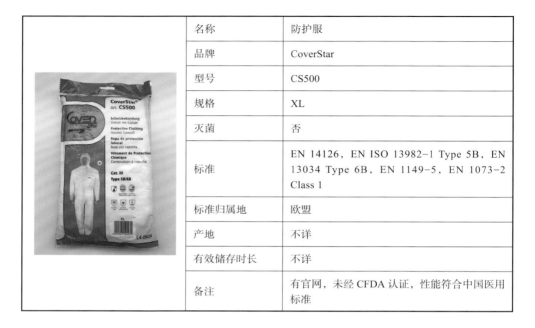

名称	防护服
品牌	CoverStar
型号	CS500
规格	XL
灭菌	否
标准	EN 14126，EN ISO 13982-1 Type 5B，EN 13034 Type 6B，EN 1149-5，EN 1073-2 Class 1
标准归属地	欧盟
产地	不详
有效储存时长	不详
备注	有官网，未经 CFDA 认证，性能符合中国医用标准

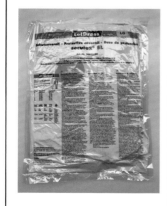

名称	防护服
品牌	zetDress
型号	secutex SL
规格	L
灭菌	否
标准	EN 14126，EN 14605 Type 3，EN 14605 Type 4，EN ISO 13982-1 Type 5，EN 13034 Type 6，EN 1149-5，EN 1073-2 Class 2
标准归属地	欧盟
产地	不详
有效储存时长	不详
备注	有官网，未经 CFDA 认证，性能符合中国医用标准

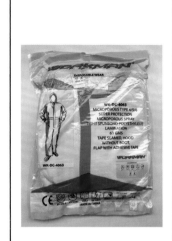

名称	防护服
品牌	Workman
型号	WK-DC-4063
规格	不详
灭菌	否
标准	EN 14126 Type 5B/Type 6B，EN ISO 13982-1 Type 5，EN 13034 Type 6，EN 1149-5，EN 1149-1， EN 1073-2 Class 2
标准归属地	欧盟
产地	中国
有效储存时长	不详
备注	有官网，未经 CFDA 认证，性能符合中国医用标准

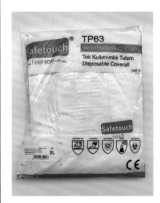

名称	防护服
品牌	Safetouch
型号	TP63
规格	XL
灭菌	否
标准	EN 14126 Type 5B/Type 6B，EN ISO 13982-1 Type 5，EN 13034 Type 6，EN 1073-2 Class 2
标准归属地	欧盟
产地	土耳其
有效储存时长	不详
备注	有官网，未经 CFDA 认证，性能符合中国医用标准

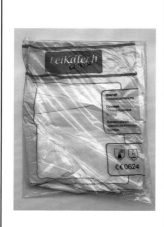

名称	防护服
品牌	AGKI
型号	LeiKatech Classic
规格	L
灭菌	否
标准	EN 14126 Type 5B/Type 6B，EN ISO 13982-1 Type 5，EN 13034 Type 6，EN 1149-5，EN 1073-2 Class 2
标准归属地	欧盟
产地	不详
有效储存时长	不详
备注	有官网，未经 CFDA 认证，性能符合中国医用标准

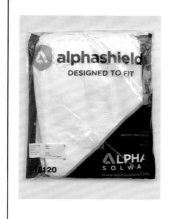

名称	防护服
品牌	ALPHASOLWAY
型号	Alphashield S2BH ＋
规格	M
灭菌	否
标准	EN 14126 Type 5B/Type 6B，EN ISO 13982-1 Type 5，EN 13034 Type 6，EN 1149-5，EN 1073-2 Class 2
标准归属地	欧盟
产地	中国
有效储存时长	不详
备注	有官网，未经 CFDA 认证，性能符合中国医用标准

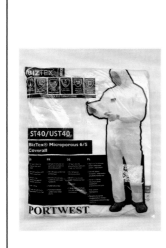

名称	防护服
品牌	BI ZTEX
型号	ST 40/UST 40
规格	L
灭菌	否
标准	EN 14126 Type 5B/Type 6B，EN ISO 13982–1 Type 5，EN 13034 Type 6，EN 1149–5，EN 1073–2 Class 2
标准归属地	欧盟
产地	中国
有效储存时长	不详
备注	有官网，未经 CFDA 认证，性能符合中国医用标准

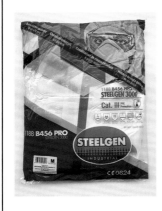

名称	防护服
品牌	STEELGEN
型号	1188 B456 PRO STEELGEN 3000
规格	M
灭菌	否
标准	EN 14126，EN 14605 Type 4B，EN ISO 13982–1 Type 5B，EN 13034 Type 6B，EN 1149–5，EN 1073–2 Class 2
标准归属地	欧盟
产地	中国
有效储存时长	不详
备注	有官网，未经 CFDA 认证，性能符合中国医用标准

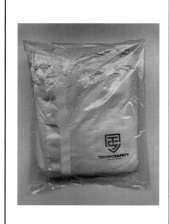

名称	防护服
品牌	TECHNO　SAFETY
型号	WL03001
规格	XL
灭菌	否
标准	EN 14126，EN 14605 Type 4，EN ISO 13982-1 Type 5，EN 13034 Type 6，EN 1149-5，EN 1073-2 Class 2
标准归属地	欧盟
产地	中国
有效储存时长	不详
备注	有官网，未经 CFDA 认证，性能符合中国医用标准

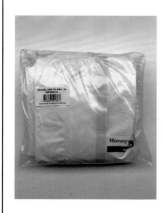

名称	防护服
品牌	Honeywell
型号	SPACEL 3000
规格	XL
灭菌	否
标准	EN 14126，EN 14605 Type 3B，EN 14605 Type 4，EN ISO 13982-1 Type 5，EN 13034 Type 6
标准归属地	欧盟
产地	不详
有效储存时长	不详
备注	有官网，未经 CFDA 认证，性能符合中国医用标准

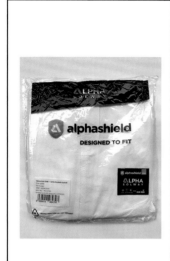

名称	防护服
品牌	ALPHASOLWAY
型号	Alphashield 2200
规格	XL
灭菌	否
标准	EN 14126 Type 5B/Type 6B，EN ISO 13982-1 Type 5，EN 13034 Type 6，EN 1149-5，EN 1073-2 Class 2
标准归属地	欧盟
产地	不详
有效储存时长	不详
备注	有官网，未经 CFDA 认证，性能符合中国医用标准

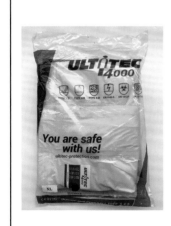

名称	防护服
品牌	Derekduck
型号	Ultitec 4000
规格	XL
灭菌	否
标准	EN 14126，EN 14605 Type 3B，EN 14605 Type 4，EN ISO 13982-1 Type 5，EN 13034 Type 6
标准归属地	欧盟
产地	中国
有效储存时长	不详
备注	有官网，未经 CFDA 认证，性能符合中国医用标准

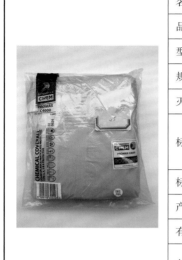

名称	防护服
品牌	Dromec
型号	CHEM PROMAX C4000
规格	XXXL
灭菌	否
标准	EN 14126，EN 14605 Type 3B，EN 14605 Type 4，EN ISO 13982-1 Type 5B，EN 13034 Type 6B，EN 1073-2，EN 1149-5
标准归属地	欧盟
产地	中国
有效储存时长	不详
备注	有官网，未经 CFDA 认证，性能符合中国医用标准

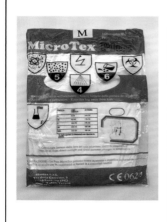

名称	防护服
品牌	Startex S.r.l
型号	MicroTex plus
规格	M
灭菌	否
标准	EN 14126，EN 14605 Type 4，EN ISO 13982-1 Type 5，EN 13034 Type 6，EN 1149-5，EN 1073-2 Class 2
标准归属地	欧盟
产地	中国
有效储存时长	不详
备注	有官网，未经 CFDA 认证，性能符合中国医用标准

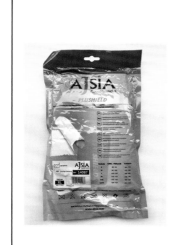

名称	防护服
品牌	AJSIA
型号	PLUSHIELD
规格	XL
灭菌	否
标准	EN 14126 Type 5B/Type 6B，EN ISO 13982-1 Type 5B，EN 13034 Type 6B，EN 1149-5，EN 1073-2 Class 2
标准归属地	欧盟
产地	Extra UE
有效储存时长	不详
备注	有官网，未经 CFDA 认证，性能符合中国医用标准

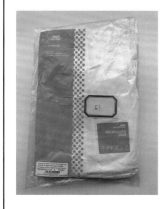

名称	防护服
品牌	Ansell
型号	Microgard 2000
规格	L
灭菌	是
标准	EN 14126 Type 5B/Type 6B，EN ISO 13982-1 Type 5B，EN 13034 Type 6B，EN 1149-5，EN 1073-2 Class 2，DIN 32781
标准归属地	欧盟
产地	中国
有效储存时长	不详
备注	有官网，未经 CFDA 认证，性能符合中国医用标准

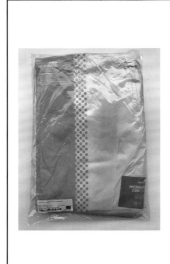

名称	防护服
品牌	Ansell
型号	Microgard 2300
规格	XXL
灭菌	是
标准	EN 14126，EN 14605 Type 3B，EN 14605 Type 4，EN ISO 13982-1 Type 5，EN 13034 Type 6
标准归属地	欧盟
产地	中国
有效储存时长	不详
备注	有官网，未经 CFDA 认证，性能符合中国医用标准

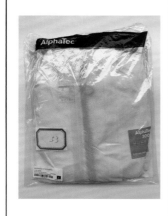

名称	防护服
品牌	Ansell
型号	Alphatec 3000
规格	M
灭菌	是
标准	EN 14126，EN 14605 Type 3B，EN 14605 Type 4，EN ISO 13982-1 Type 5，EN 13034 Type 6
标准归属地	欧盟
产地	中国
有效储存时长	不详
备注	有官网，未经 CFDA 认证，性能符合中国医用标准

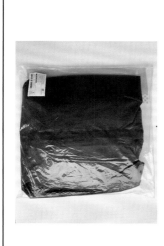

名称	防护服
品牌	Ansell
型号	Microgard 4000
规格	XL
灭菌	是
标准	EN 14126，EN 14605 Type 3B，EN 14605 Type 4，EN ISO 13982-1 Type 5，EN 13034 Type 6
标准归属地	欧盟
产地	中国
有效储存时长	不详
备注	有官网，未经 CFDA 认证，性能符合中国医用标准

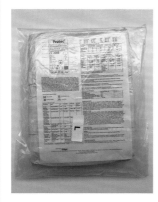

名称	医用一次性防护服
品牌	Drager
型号	Protec—Plus TC/TF
规格	L
灭菌	否
标准	EN 14126，EN 13982-1，EN 13034 Type6，prEN 1512：1997-08，prEN 1511：1997-08，EN 1149-1：1995
标准归属地	欧盟
产地	不详
有效储存时长	不详
备注	有官网，未经 CFDA 认证，性能符合中国医用标准

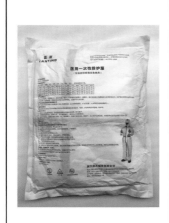

名称	医用一次性防护服
品牌	蓝挺
型号	非无菌型
规格	180
灭菌	否
标准	GB 19082—2009
标准归属地	中国
产地	中国
有效储存时长	0.5 年
备注	有官网，浙械注准 20202141027

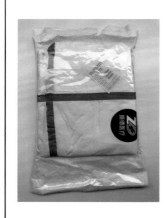

名称	医用一次性防护服
品牌	振德
型号	灭菌型
规格	170
灭菌	是
标准	不详
标准归属地	不详
产地	中国
有效储存时长	3 年
备注	有官网，浙械注准 20192140166

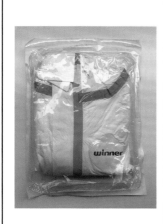

名称	医用一次性防护服
品牌	稳健
型号	180 604-004246
规格	180
灭菌	是
标准	GB 19082—2009
标准归属地	中国
产地	中国
有效储存时长	3 年
备注	有官网，鄂械注准 20142641943

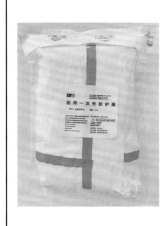

名称	医用一次性防护服
品牌	驼人
型号	无菌连体式
规格	175
灭菌	是
标准	GB 19082—2009
标准归属地	中国
产地	中国
有效储存时长	1 年
备注	有官网，豫械注准 20202140699

9.2.2　紧急医用防护服样例

在物资紧缺的情况下，将市场上的部分工业用防护用品进行改造（如增加接缝胶条），或者补充测试我国医用防护服指标并通过后，可考虑作紧急医用。

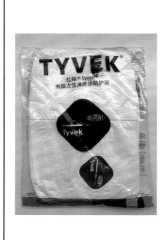

名称	防护服
品牌	杜邦
型号	Tyvek Personal Protection
规格	L
灭菌	否
标准	EN 1073-2 Class 1，EN 1149-5，EN 1149-1
标准归属地	欧盟
产地	中国
有效储存时长	不详
备注	有官网，未经 CFDA 认证，不符合中国医用标准（缺接缝胶条，无血液穿透、液体喷溅、颗粒过滤测试）

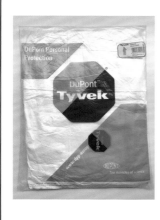

名称	防护服
品牌	杜邦
型号	Tyvek Personal Protection CHF5
规格	XXL
灭菌	否
标准	EN 1073-2 Class 1，EN 1149-5，EN 1149-1
标准归属地	欧盟
产地	中国
有效储存时长	不详
备注	有官网，未经 CFDA 认证，不符合中国医用标准（缺接缝胶条，无血液穿透、液体喷溅、颗粒过滤测试）

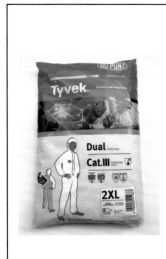

名称	防护服
品牌	杜邦
型号	Tyvek Dual CHF5a
规格	XXL
灭菌	否
标准	EN ISO 13982-1 Type 5，EN 13034 Type 6，EN 1149-5，EN 1073-2
标准归属地	欧盟
产地	柬埔寨
有效储存时长	不详
备注	有官网，未经 CFDA 认证，不符合中国医用标准（缺接缝胶条，无血液穿透、液体喷溅测试）

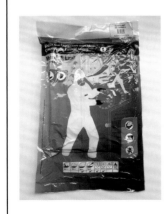

名称	防护服
品牌	Honeywell
型号	Mutex E Light
规格	XL
灭菌	否
标准	EN 13982-1 Type 5，EN 13034 Type 6，EN 1073-2 Class 1，EN 1149-5，EN 1149-1
标准归属地	欧盟
产地	中国
有效储存时长	不详
备注	有官网，未经 CFDA 认证，不符合中国医用标准（缺接缝胶条，无血液穿透测试、液体喷溅测试）

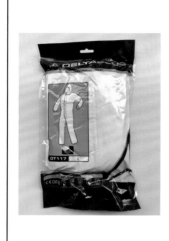

名称	防护服
品牌	Deltatek
型号	5000 DT117
规格	L
灭菌	否
标准	EN 14126，EN ISO 13982-1 Type 5B，EN 13034 Type 6B，EN 1149-5，EN 1073-2 Class 1
标准归属地	欧盟
产地	中国
有效储存时长	不详
备注	有官网，未经 CFDA 认证，不符合中国医用标准（缺接缝胶条）

第 10 章

医用防护服关键性能及评测

10.1 评测指标选择

 针对医用一次性防护服的评测，受样本量的限制，考虑真实应用场景下的性能指标需求，参考中华人民共和国国家标准《GB 19082—2009 医用一次性防护服技术要求》，基于长期的临床使用经验、临床反馈及专家建议，本章选取了抗渗水性、抗合成血液穿透性、表面抗湿性、断裂强力、断裂伸长率和过滤效率6 个性能指标作为防护服的评测指标。本章参照标准中规定的测试方法，采取科学合理的双盲测试试验，完成评测。

 根据《GB 19082—2009 医用一次性防护服技术要求》，主要测试部位为防护服的关键部位（左右前襟、左右臂及背部位置）。防护服与口罩的不同之处在于其表面积较大，生产过程涉及不同部位面料的缝合，在指标测试时还需考虑接缝处。本章的抽样测试结果仅代表样品搜集时间段内市场上部分批次医用防护服的性能与质量，评测指标体系如表 10.1 所示。

表 10.1 医用一次性防护服关键性能评测指标体系

指标名称	GB 19082—2009 医用一次性防护服技术要求	指标测试说明
颗粒过滤效率	防护服关键部位材料及接缝处对非油性颗粒的过滤效率应不小于70%	最少测试 3 个防护服样品

续　表

指标名称	GB 19082—2009 医用一次性防护服技术要求	指标测试说明
表面抗湿性	防护服外侧面沾水等级应不低于3级	外侧面按照 GB/T 4745—1997 规定的沾水试验进行测试
抗合成血液穿透	防护服抗合成血液穿透性应不低于 2 级	按照 GB 19082—2009 附录 A 的要求进行测试
抗渗水性	防护服关键部位静水压应不低于 1.67kPa（17cmH$_2$O）	关键部位按照 GB/T 4744—1997 规定的静水压试验进行测试
断裂强力	防护服关键部位材料的断裂强力应不小于 45N	关键部位按照 GB/T 2923.1—1997 规定的条样法进行测试
断裂伸长率	防护服关键部位材料的断裂伸长率应不小于 15%	关键部位按照 GB/T 2923.1—1997 规定的条样法进行测试

注：所有防护服测试前不做预处理，均在统一自然条件下储存一段时间后，取样直接测试，以体现真实应用场景下的性能。

10.2　过滤效率测试

　　参照中华人民共和国国家标准《GB 19082—2009 医用一次性防护服技术要求》中 5.7 过滤效率的试验方法进行测试，每种防护服选出 3 个防护服样品进行关键部位材料及接缝处取样，使用颗粒物过滤效率及气流阻力测试仪进行颗粒过滤效率的测试（见图 10.1），其测试流程与口罩的颗粒过滤效率测试相同，区别在于所设置的参数不同。

　　测试过程如下。

　　（1）样品准备：裁剪防护服的关键部位材料及接缝处样品，确保样品能完全覆盖圆截面积为 100cm^2 的夹具。

　　（2）参数设置与测试：在测试仪操作界面上按要求设置采样流量（15L/min±2L/min）、过滤效率合格百分比（70%）、过滤效率测试时长等参数，点击操作界面上"开始测试"按钮进行测试。

　　（3）结果记录：读取并记录颗粒过滤效率。

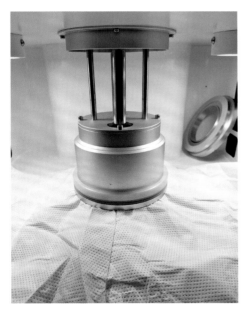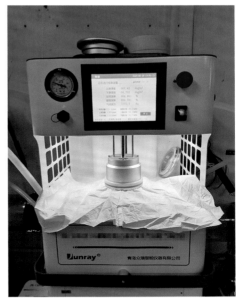

a）样品准备、参数设置与测试　　　　　　　　b）结果记录

图 10.1　防护服颗粒过滤效率测试

10.3　表面抗湿性测试

　　表面抗湿性测试参照国家标准《GB/T 4745—1997 纺织织物 表面抗湿性测定 沾水试验》中描述的流程，采用表面抗湿性测试仪，基于双盲测试方法完成。所有样品事先经过试验员统一编号，测试员在不知产品品牌等信息情况下完成测试，分析员在不知产品品牌等信息情况下完成数据分析。每件防护服随机选取 4 个样品，分别为 2 个面料样品和两个含接缝样品。测试原理、方法及流程参照第 8.4 节。

10.4　合成血液穿透测试

　　参照《GB 19082—2009 医用一次性防护服技术要求》中抗合成血液穿透性试验方法进行测试，在每件防护服样品上随机截取 3 片 10cm×10cm 的试验样品，然后用 LFY-228 医用防护服合成血液穿透试验仪（见图 10.2）进行合成血液穿透测试。

测试过程如下。

（1）样品准备：将随机截取的防护服样品外表面朝内放入试验夹具（试验槽）中，由试验槽支架和垫圈固定样品，然后装上法兰盖，将穿透试验槽的螺钉慢慢拧至 13.5N·m。

（2）样品测试：用注射器将 50mL 的合成血液缓慢从上部入口处注入穿透试验槽内，观察 5min。如果有合成血液从试验样品穿透则停止试验，该样品抗合成血液穿透性为 0 级。如果没有合成血液穿透，则将穿透试验仪注入穿透实验槽内的空气压强调节为 1.75kPa，保持 5min。如果有合成血液从试验样品穿透则停止试验，该样品抗合成血液穿透性为 1 级；如果没有合成血液穿透，则按照技术要求依次增加空气压力直至达到最后一个级别的要求，具体分级如表 10.2 所示。

（3）结果记录：在测试过程中，观察有无合成血液穿透是试验结果记录的关键环节。在某级别压力下若有合成血液穿透，则判定该样品的抗合成血液穿透性级别为对应的上一级。

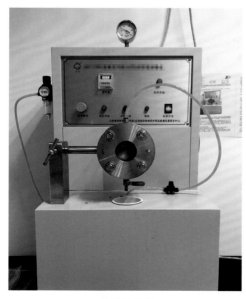

a）样品准备

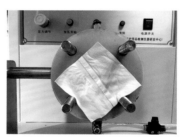

b）样品测试

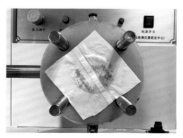

c）结果记录

图 10.2　防护服的合成血液穿透测试

表 10.2　抗合成血液穿透性分级

级别	压强值（kPa）
6	20
5	14
4	7
3	3.5
2	1.75
1	0[a]

注：a 表示材料所受的压强仅为试验槽中的合成血液所产生的压强。

10.5　抗渗水性测试

防护服面料的抗渗水性测试按照《GB 19082—2009 医用一次性防护服技术要求》中 5.4.1 部分关于渗水性测试的要求进行测试，每件防护服选择 4 个关键部位进行测试，自关键部位取出 40cm×40cm 的 2 块面料样品和 2 块含接缝的样品，然后用抗渗水性测试仪（见图 10.3）和去离子水进行测试。

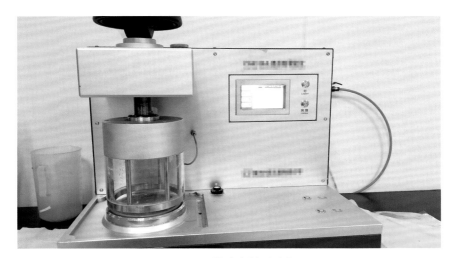

图 10.3　抗渗水性测试仪

测试过程如下。

（1）仪器准备：检查水箱水量，若水较少则向水箱中加去离子水。点击"加水"，使水面与测试碗上沿平齐，点击"停止"，如图 10.4 所示。

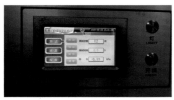
a）加水前设备

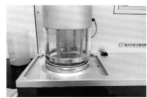
b）加水完成的测试碗

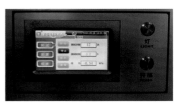
c）加水中的设备

图 10.4　仪器准备

（2）样品准备：检查样品表面，检查样品是否有破口和较深折痕。将样品外表面朝下，自一侧向另一侧缓慢放下，使水面与样品完全接触，样品下无气泡且平整。降下密封圈，使样品与碗沿紧密密封，如图 10.5 所示。

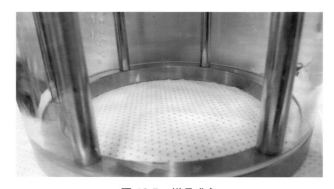

图 10.5　样品准备

（3）测试进行：在固定样品后点击"清零"，校正起点压力。点击"启动"，开始对样品进行渗水加压。仔细观察样品表面，当出现 3 个水珠或有水珠直径明显大于 5mm 时，记录下压力读数，如图 10.6 所示。

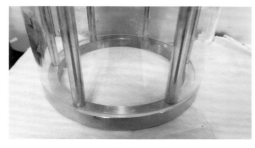
a）出现水珠

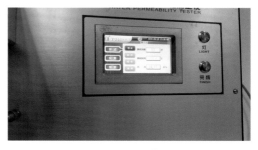
b）记录测试读数

图 10.6　测试进行

（4）测试结束：点击"停止"后，点击"排水"，当压力读数接近 0 后点击"停止"。升起密封圈，轻轻揭下样品，排出碗中多余的水。进行下一次测试准备，如图 10.7 所示。

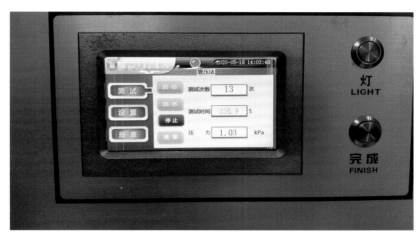

图 10.7　测试结束排水

10.6　断裂强力 / 伸长率测试

本节使用电脑抗张试验仪（见图 10.8），根据我国标准《GB 19082—2009 医用一次性防护服技术要求》的要求，按照我国标准《GB/T 3923.1—1997 纺织品 织物拉伸性能第 1 部分：断裂强力和断裂伸长率的测定 条样法》规定的方法，对防护服的关键部位材料进行断裂强力及断裂伸长率试验。

测试过程如下。

（1）样品准备：裁剪每块试样的有效宽度为 50mm（不包括毛边），长度超过隔距长度 200mm，一般取 300mm 长。

（2）测试：点击"测试"按钮进行测试。

（3）结果记录：记录样品的断裂强力及断裂伸长量，计算得出断裂伸长率。

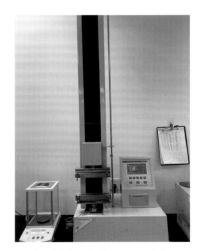

图 10.8　电脑抗张试验仪

10.7 评测结果

本次试验用样品来自捐赠和医院自行采购。根据样品数据，共测试了 4 种医用防护服的性能指标，根据《GB 19082—2009 医用一次性防护服技术要求》，每个指标测试至少 3 个样品，所有测试样品在真实应用条件下进行测试，未经温湿度预处理，测试结果如表 10.3 所示。

抗合成血液穿透的等级取的是每件防护服 3 个样品抗合成血液等级的最低值，因为 3 个样品是从一件防护服上随机截取的，所以用 3 次结果中的最低等级代表该防护服的抗合成血液穿透等级是合理的、可取的。同理得出各类医用防护服表面抗湿性等级和抗渗水性能。颗粒过滤效率抽样测试结果分为两部分，一是医用防护服关键部位材料的颗粒过滤效率，二是接缝处颗粒过滤效率，分别计算对应的平均值与标准差。针对断裂强力和断裂伸长率，采用条样法进行试验，每件样品截取 4 个条样，分别是经向无接缝条样、经向有接缝条样、纬向无接缝条样、纬向有接缝条样，各自对应的平均值与标准差如表 10.3 所示。抽样测试结果表明，抽测样品的测试指标均达到技术要求，但是否属于合格产品仍要结合其余未测指标情况共同判别。

所有抽测样品的抗合成血液穿透等级都很高，几乎都达到最高等级，抗渗水性和颗粒过滤效率也远远超过基本要求。每类样品的断裂强力和断裂伸长率与所截取的材料部位有关。断裂强力：经向有接缝条样＞经向无接缝条样＞纬向无接缝条样＞纬向有接缝条样。断裂伸长率：纬向无接缝条样＞经向无接缝条样＞经向有接缝条样＞纬向有接缝条样。

表 10.3 医用一次性防护服性能指标抽样测试结果

防护服编号	样品 1	样品 2	样品 3	样品 4
抗合成血液穿透等级	6	5	6	6
表面抗湿性等级	3	3	3	3
抗渗水性（静水压，kPa）	24.18	12.7	20.51	5.9
颗粒过滤效率（无接缝，%）	99.81±0.11	99.07±0.46	98.03±0.65	96.72±0.66
颗粒过滤效率（有接缝，%）	99.29±0.10	98.80±0.35	97.68±0.69	96.51±1.08
断裂强力（经向，无接缝，N）	169.15±6.71	90.38±28.95	192.67±50.30	101.97±6.27

防护服编号	样品 1	样品 2	样品 3	样品 4
断裂强力（经向，有接缝，N）	213.35±18.25	326.12±31.82	310.62±69.30	114.58±2.70
断裂强力（纬向，无接缝，N）	70.92±6.12	65.87±30.21	135.52±58.40	51.38±5.86
断裂强力（纬向，有接缝，N）	59.58±7.72	69.63±26.47	93.55±40.52	37.27±6.90
断裂伸长率（经向，无接缝，%）	144.25±28.94	124.66±33.11	71.65±28.89	92.33±9.62
断裂伸长率（经向，有接缝，%）	119.31±6.97	49.26±8.13	70.05±11.57	123.29±8.08
断裂伸长率（纬向，无接缝，%）	190.36±18.94	130.23±5.73	90.46±10.51	100.08±5.98
断裂伸长率（纬向，有接缝，%）	81.29±19.14	43.54±3.47	55.99±11.63	42.85±3.05

第三部分

其他常见个人防护用品

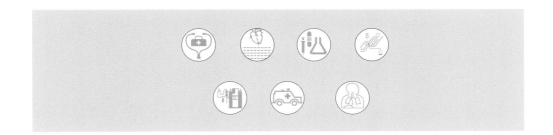

第 11 章

常见眼护具

根据《GB 14866—2006 个人用眼护具技术要求》，眼护具可分为眼镜、眼罩和面罩，其中《WS/T 311—2009 医院隔离技术规范》将眼镜、眼罩统称为护目镜（佩戴示样如图 11.1 所示）。眼护具的标准和定义详见第 1.3 节的表 1.5 和表 1.6。本章将展示疫情期间常见的几款眼护具，供大家学习参考。

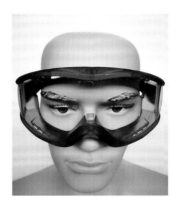

图 11.1 护目镜佩戴示样

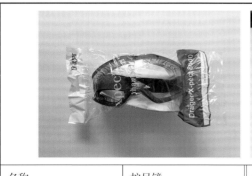 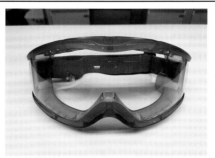

名称	护目镜	标准	不详
品牌	Dräger 德尔格	标准归属地	不详
型号	X-pect 8600	产地	中国
规格	不详	有效储存时长	不详
灭菌	否		

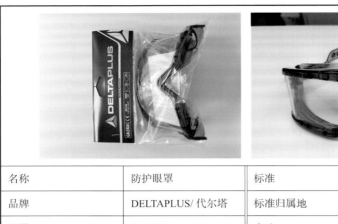

名称	防护眼罩	标准	ANSI Z87
品牌	DELTAPLUS/ 代尔塔	标准归属地	美国
型号	101104	产地	中国
规格	不详	有效储存时长	不详
灭菌	否		

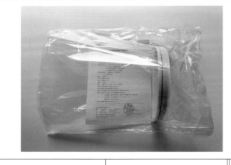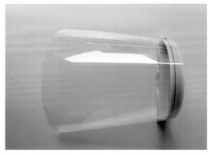

名称	医用隔离面罩	标准	不详
品牌	MEI TSING/ 梅清	标准归属地	不详
型号	FHZ0001	产地	中国
规格	24cm×29.7cm	有效储存时长	2 年
灭菌	否	备注	浙杭械备 20200048 号

第 12 章

常见医用帽

　　本章提及的呼吸道传染病个人防护所需的医用帽指的是布制和一次性使用两种，与手术衣、隔离衣属于同种性质的产品。《YY/T 1642—2019 一次性使用医用防护帽》中所说的医用防护帽与《GB 14866—2006 个人用眼护具技术要求》中的头盔式面罩类似，不在此处讨论范围。医用帽的佩戴如图12.1 所示，常见医用帽产品展示如下。

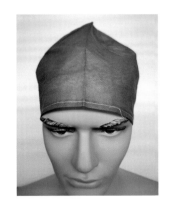

图 12.1　医用帽佩戴示样

名称	卫生帽	标准	不详
品牌	华欣医器	标准归属地	不详
型号	不详	产地	中国
规格	深蓝加厚	有效储存时长	2 年
灭菌	是	备注	浙甬械备 20140003 号

名称	医用无妨布帽	标准	不详
品牌	振德	标准归属地	不详
型号	直筒型	产地	中国
规格	15cm×22cm	有效储存时长	3 年
灭菌	是	备注	浙械注准 20172640092

第 13 章

常见医用手套

常见医用手套包括医用外科手套和医用检查手套两种，具体定义详见第 1.3 节的表 1.8。常见医用手套产品展示如下。

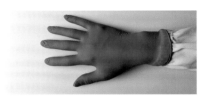

图 13.1 医用手套示样

名称	一次性使用医用橡胶检查手套	标准	不详
品牌	AMMEX/ 爱马斯	标准归属地	不详
型号	无粉 / 防滑	产地	Malaysia/ 马来西亚
规格	S	有效储存时长	3 年
灭菌	否	备注	国械备 20140101 号

名称	一次性丁腈手套	标准	不详
品牌	AMMEX/ 爱马斯	标准归属地	不详
型号	麻面无粉	产地	Malaysia/ 马来西亚
规格	S	有效储存时长	5 年
灭菌	否		

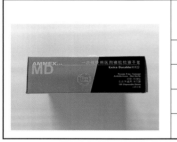

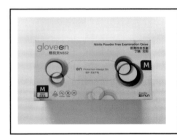

名称	医用检查手套	标准	不详
品牌	Gloveon/ 格拉文	标准归属地	不详
型号	NB32	产地	Malaysia/ 马来西亚
规格	M	有效储存时长	5 年
灭菌	否	备注	国械备 20181741 号

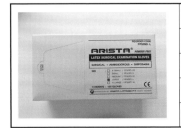

名称	检查手套	标准	不详
品牌	ARISTA/ 亚力士	标准归属地	不详
型号	PF509D-L	产地	印度尼西亚
规格	L	有效储存时长	5 年
灭菌	不详	备注	国械备 20161718 号

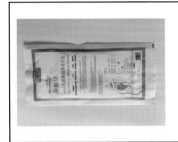

名称	一次性使用灭菌橡胶外科手套	标准	不详
品牌	摩戴舒	标准归属地	不详
型号	1610	产地	中国
规格	SIZE：7	有效储存时长	3 年
灭菌	是	备注	沪械注准 20172660706

第 14 章

其 他

医务人员的常见防护服装除医用防护服外，还有工作服、洁净服、手术衣等，如图 14.1 所示。常见鞋套包括普通鞋套和防护鞋套，如图 14.2 所示。

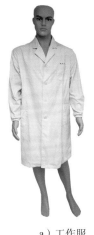
a）工作服

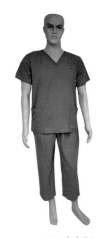
b）洁净服

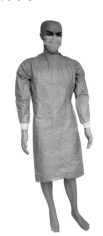
c）手术衣

图 14.1　医务人员防护服装示样

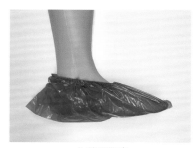
a）普通鞋套

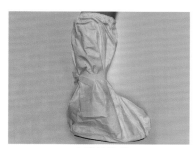
b）防护鞋套

图 14.2　鞋套示样

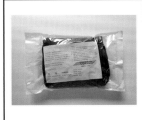

名称	一次性使用手术衣	标准	YZB/ 浙 2509-2015
品牌	宏昌生物	标准归属地	中国
型号	不详	产地	中国
规格	L	有效储存时长	3 年
灭菌	是	备注	浙械注准 20152640476

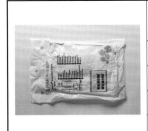

名称	Surgical Gown CLASSIC	标准	EN13795 SP，AAMI 2
品牌	BARRIER	标准归属地	欧盟，美国
型号	650101	产地	Thailand
规格	M	有效储存时长	不详
灭菌	是		

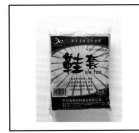

名称	鞋套	标准	无
品牌	钰龙和轩	标准归属地	无
型号	加厚型	产地	中国
规格	均码	有效储存时长	3 年
灭菌	否		

引用标准

[1]AAMI TIR11: 2012 Designing, Testing and Labeling Reusable Medical Devices for Reprocessing in Health Care Facilities: A Guide for Medical Device Manufacturers.

[2]AATCC 127: 2003 Water Resistance: Hydrostatic Pressure Test

[3]AATCC 42: 2017 Water Resistance: Impact Penetration Test

[4]ANSI Z87.1-2015 Occupational and Educational Personal Eye and Face Protection Devices

[5]ANSI/AAMI PB70: 2012 Liquid Barrier Performance and Classification of Protective Apparel and Drapes Intended for Use in Health Care Facilities

[6]ANSI/AAMI ST65: 2008 (r2018) Processing of Reusable Surgical Textiles for Use in Health Care Facilities

[7]AS/NZ 1716: 2012 Respiratory Protective Devices

[8]AS/NZ 2210.3: 2019 Personal Protective Equipment Safety Footwear

[9]AS/NZ 2210.5: 2009 Occupational Protective Footwear – Specification for Occupational Footwear

[10]AS/NZ 3789.3-1994 Textiles for Health Care Facilities and Institutions – Apparel for Operating Theatre Staff

[11]AS/NZ 3789.7-1996 Textiles for Health Care Facilities and Institutions – General Apparel

[12]AS/NZ 4011.1: 2014 Single-Use Medical Examination Gloves – Part 1: Specification

for Gloves Made from Rubber Latex or Rubber Solution

[13]AS/NZ 4011.2: 2014 Single-Use Medical Examination Gloves – Part 2: Specification for Gloves Made from Poly (Vinyl Chloride)

[14]AS/NZ 4179: 2014 Single-Use Sterile Rubber Surgical Gloves – Specification

[15]AS/NZ 4381: 2015 Single-Use Face Masks for Use in Health Care

[16]AS/NZS 1337.1: 2010 Personal Eye-Protection – Part 1: Eye and Face Protectors for Occupational Applications

[17]ASTM D1230-17 Standard Test Method for Flammability of Apparel Textiles

[18]ASTM D1683/D1683M-17 (2018) Standard Test Method for Failure in Sewn Seams of Woven Fabrics

[19]ASTM D2582-16 Standard Test Method for Puncture-Propagation Tear Resistance of Plastic Film and Thin Sheeting

[20]ASTM D3578-19 Standard Specification for Rubber Examination Gloves

[21]ASTM D3787-18e1 Standard Test Method for Bursting Strength of Textiles– Constant-Rate-of-Traverse (CRT) Ball Burst Test

[22]ASTM D412-16 Standard Test Methods for Vulcanized Rubber and Thermoplastic Elastomers–Tension

[23]ASTM D5034-95 Standard Test Method for Breaking Strength and Elongation of Textile Fabrics (Grab Test)

[24]ASTM D5151-19 Standard Test Method for Detection of Holes in Medical Gloves

[25]ASTM D5587-15 (2019) Standard Test Method for Tearing Strength of Fabrics by Trapezoid Procedure

[26]ASTM D5712-15 Standard Test Method for Analysis of Aqueous Extractable Protein in Latex, Natural Rubber, and Elastomeric Products Using the Modified Lowry Method

[27]ASTM D6124-06 Standard Test Method for Residual Powder on Medical Gloves

[28]ASTM D6499-18 Standard Test Method for Immunological Measurement of Antigenic Protein in Hevea Natural Rubber (HNR) and its Products

[29]ASTM D6797-15 Standard Test Method for Bursting Strength of Fabrics Constant-Rate-of-Extension (CRE) Ball Burst Test

[30]ASTM E96/E96M-16 Standard Test Methods for Water Vapor Transmission of Materials

[31]ASTM F1154-18 Standard Practices for Evaluating the Comfort, Fit, Function, and Durability of Protective Ensembles, Ensemble Elements, and Other Components

[32]ASTM F1342/F1342M-05 (2013) e1 Standard Test Method for Protective Clothing Material Resistance to Puncture

[33]ASTM F1359/1359M-16a Standard Test Method for Liquid Penetration Resistance of Protective Clothing or Protective Ensembles Under a Shower Spray While on a Manikin

[34]ASTM F1383-12e1 Standard Test Method for Permeation of Liquids and Gases through Protective Clothing Materials under Conditions of Intermittent Contact

[35]ASTM F1670/F1670M-17a Standard Test Method for Resistance of Materials Used in Protective Clothing to Penetration by Synthetic Blood

[36]ASTM F1671/F1671M-13 Standard Test Method for Resistance of Materials Used in Protective Clothing to Penetration by Blood-Borne Pathogens Using Phi-X174 Bacteriophage Penetration as a Test System

[37]ASTM F1862/F1862M-17 Standard Test Method for Resistance of Medical Face Masks to Penetration by Synthetic Blood (Horizontal Projection of Fixed Volume at a Known Velocity)

[38]ASTM F1868-17 Standard Test Method for Thermal and Evaporative Resistance of Clothing Materials Using a Sweating Hot Plate

[39]ASTM F2053-00 (2017) Standard Guide for Documenting the Results of Airborne Particle Penetration Testing of Protective Clothing Materials

[40]ASTM F2100-19 Standard Specification for Performance of Materials Used in Medical Face Masks

[41]ASTM F3352-19 Standard Specification for Isolation Gowns Intended for Use in Healthcare Facilities

[42]ASTM F739a-12e1 Standard Test Method for Permeation of Liquids and Gases through Protective Clothing Materials under Conditions of Continuous Contact

[43]ASTM F903-18 Standard Test Method for Resistance of Materials Used in Protective Clothing to Penetration by Liquids

[44]EN 1149-1: 2006 Protective clothing – Electrostatic properties – Part 1: Test Method for Measurement of Surface Resistivity

[45]EN 1149-5: 2008 Protective Clothing with Electrostatic Properties

[46]EN 12941: 1998 ＋ A2: 2008 Respiratory Protective Devices - Powered Filtering Devices Incorporating a Helmet or a Hood

[47]EN 12942: 1998 ＋ A2: 2008 Respiratory Protective Devices – Power Assisted Filtering Devices Incorporating Full Face Masks, Half Masks or Quarter Masks

[48]EN 13034: 2005 Protective Clothing Protective Clothing against Liquid Chemicals Performance Requirements for Chemical Protective Clothing Offering Limited Protective Performance against Liquid Chemicals (type 6 and type PB [6] equipment)

[49]EN 136: 2001 Respiratory Protective Devices – Full Face Masks

[50]EN 14126: 2003 Protective Clothing. Performance Requirements and Tests Methods for Protective Clothing against Infective Agents

[51]EN 143: 2000 ＋ A1: 2006 Respiratory Protective Devices – Particle Filters.

[52]EN 14325: 2018 Protective Clothing against Chemicals – Test Methods and Performance Classification of Chemical Protective Clothing Materials, Seams, Joins and Assemblages

[53]EN 14605: 2005 Protective Clothing against Liquid Chemicals – Type 3 or 4

[54]EN 14683: 2019 ＋ AC: 2019 Medical Face Masks – Requirements and Test Methods

[55]EN 149: 2001 ＋ A1: 2009 Respiratory Protective Devices – Filtering Half Masks to Protect against Particles

[56]EN 166: 2001 Personal Eye Protection

[57]EN 20811: 1992 Textiles. Determination of Resistance to Water Penetration. Hydrostatic Pressure Test

[58]EN 29073: 1992 Textiles – Test Method for Nonwovens Part 3: Determination of Tensile Strength and Elongation

[59]EN 455-1 Medical Gloves for Single Use – Part 1: Requirements and Testing for freedom from holes

[60]EN 455-2 Medical Gloves for Single Use – Part 2: Requirements and Testing for Physical Properties

[61]EN 455-3 Medical Gloves for Single Use – Part 3: Requirements and Testing for Biological Evaluation

[62]EN 455-4 Medical Gloves for Single Use – Part 4: Requirements and Testing for Shelf Life Determination

[63]EN 943-1: 2015 Protective Clothing against Dangerous Solid, Liquid and Gaseous Chemicals, Including Liquid and Solid Aerosols – Part 1: Performance Requirements for Type 1 (gas-tight) Chemical Protective Suits

[64]EN 943-2: 2002 Protective Clothing against Dangerous Solid, Liquid and Gaseous Chemicals, Including Liquid and Solid Aerosols – Part 2: Performance Requirements for Type 1 (gas-tight) Chemical Protective Suits for Emergency Teams (ET)

[65]EN ISO 13688: 2012 Protective Clothing – General Requirements

[66]EN ISO 13795-1: 2019 Surgical Clothing and Drapes-Requirements and Test Methods – Part 1: Surgical Drapes and Gowns

[67]EN ISO 13795-2: 2019 Surgical Clothing and Drapes – Requirements and Test Methods – Part 2: Clean Air Suits

[68]EN ISO 13935-2: 2014 Textiles – Seam Tensile Properties of Fabrics and Made-up Textile Articles

[69]EN ISO 13982-1: 2004 Protective Clothing for Use Against Solid Particulates -Performance Requirements for Chemical Protective Clothing Providing Protection to the Full Body Against Airborne Solid Particulates (Type 5 Clothing)

[70]EN ISO 20345: 2011 Personal Protective Equipment – Safety Footwear

[71]EN ISO 20347: 2012 Personal Protective Equipment – Occupational Footwear

[72]EN ISO 22611: 2005 Clothing for Protection against Infectious Agents – Test Method for Resistance to Penetration by Biologically Contaminated Aerosols

[73]GB 10213—2006 一次性使用医用橡胶检查手套

[74]GB 14866—2006 个人用眼护具技术要求

[75]GB 19082—2009 医用一次性防护服技术要求

[76]GB 19083—2010 医用防护口罩技术要求

[77]GB 21146—2007 个体防护装备 职业鞋

[78]GB 21147—2007 个体防护装备 防护鞋

[79]GB 24786—2009 一次性使用聚氯乙烯医用检查手套

[80]GB 2626—2006 呼吸防护用品 自吸过滤式防颗粒物呼吸器

[81]GB 30864—2014 呼吸防护 动力送风过滤式呼吸器

[82]GB 32166.1—2016 个体防护装备 眼面部防护 职业眼面部防护具 第1部分：要求

[83]GB 7543—2006 一次性使用灭菌橡胶外科手套

[84]GB/T 12703.2—2009 纺织品 静电性能的评定 第2部分：电荷面密度

[85]GB/T 12704—1991 织物透湿量测定方法 透湿杯法

[86]GB/T 32610—2016 日常防护型口罩技术规范

[87]GB/T 3923.1—1997 纺织品 织物拉伸性能 第1部分：断裂强力和断裂伸长率地测定 条样法

[88]GB/T 4744—1997 纺织织物 抗渗水性测定 静水压试验

[89]GB/T 528—2009 硫化橡胶或热塑性橡胶拉伸应力应变性能的测定

[90]GB/T 5455—1997 纺织品 燃烧性能试验 垂直法

[91]ISO 10282: 2014 Single-Use Sterile Rubber Surgical Gloves – Specification

[92]ISO 11193.1: 2008 Single-Use Medical Examination Gloves – Part 1: Specification for Gloves Made from Rubber Latex or Rubber Solution

[93]ISO 11193.2: 2006 Single-Use Medical Examination Gloves – Part 2: Specification For Gloves Made from Poly (Vinyl Chloride)

[94]ISO 12243: 2003 Medical Gloves Made from Natural Rubber Latex – Determination of Water-Extractable Protein Using The Modified Lowry Method

[95]ISO 16603: 2004 Clothing for Protection Against Contact with Blood And Body Fluids – Determination of the Resistance of Protective Clothing Materials to Penetration by Blood and Body Fluids – Test Method Using Synthetic Blood

[96]ISO 16604: 2004 Clothing for Protection against Contact with Blood and Body Fluids – Determination of Resistance of Protective Clothing Materials to Penetration by Blood-Borne Pathogens – Test Method Using Phi-X 174 Bacteriophage

[97]ISO 21171: 2006 Medical Gloves – Determination of Removable Surface Powder

[98]ISO 22612: 2005 Clothing for Protection Against Infectious Agents – Test Method for Resistance to Dry Microbial Penetration

[99]ISO 2859-1: 1999 Sampling Procedures for Inspection by Attributes – Part 1: Sampling Schemes Indexed by Acceptance Quality Limit (AQL) for Lot-By-Lot Inspection

[100]ISO 37: 2017 Rubber, Vulcanized or Thermoplastic – Determination of Tensile Stress-Strain Properties

[101]IST 40.2 (01) Standard Test Method for Surface Resistivity of Nonwoven Fabrics

[102]JIS T8157: 2018 電動ファン付き呼吸用保護具

[103]JIS-K6250: 2006　ゴム－物理試験方法通則

[104]JIS-K6251: 2017　加硫ゴム及び熱可塑性ゴム－引張特性の求め方

[105]JIS-L1092: 2009　繊維製品の防水性試験方法

[106]JIS-L1096: 2010　織物及び編物の生地試験方法

[107]JIS-L1913: 2010　一般不織布試験方法

[108]JIS-T8030: 2015　化学防護服－防護服材料の耐透過性試験

[109]JIS-T8031: 2010　化学防護服－防護服材料の加圧下における耐液体浸透性
　　試験

[110]JIS-T8032-1: 2015　化学防護服完成品の試験方法－第１部： ガス気密性の
　　求め方 （内部圧力試験）

[111]JIS-T8032-2: 2015　化学防護服完成品の試験方法－第２部： エアロゾル及
　　び気体の漏れ率の求め方 （内部への漏れ率試験)

[112]JIS-T8032-3: 2015　化学防護服完成品の試験方法－第３部： 液体ジェット
　　に対する耐浸透性の求め方 （ジェット試験）

[113]JIS-T8032-4: 2015　化学防護服完成品の試験方法－第４部： 液体スプレー
　　に対する耐浸透性の求め方 （スプレー試験）

[114]JIS-T8033: 2008　学防護服－防護服材料の液体化学物質に対する耐浸透性
　　試験方法

[115]JIS-T8051: 2005　防護服－機械的特性－突刺抵抗性試験方法

[116]JIS-T8061: 2015　血液及び体液の接触に対する防護服－防護服材料の血液
　　媒介性病原体に対する耐浸透性の求め方－Ｐｈｉ－Ｘ１７４バクテリオ
　　ファージを用いる試験方法

[117]JIS-T8062: 2010　感染性物質に対する防護服－フェースマスク－人工血液
　　に対する耐浸透性試験方法 （一定量， 水平噴出法）

[118]JIS-T8101: 2006　安全靴

[119]JIS-T8115: 2015　化学防護服

[120]JIS-T8122: 2018　生物学的危険物質に対する防護服

[121]JIS-T8124: 2008　固体粉じんに対する防護服－第１部： 浮遊固体粉じん防
　　護用密閉服 （タイプ５化学防護服） の性能要求事項

[122]JIS-T8147: 2016　保護めがね

[123]JIS-T8159: 2006　呼吸用保護具の漏れ率試験方法

[124]JIS-T9107: 2018　単回使用手術用ゴム手袋

[125]JIS-T9115: 2018 单回使用検査·検診用ゴム手袋

[126]JIS-T9116: 2018 单回使用検査·検診用ビニル手袋

[127]NFPA 1999—2018 Standard on Protective Clothing and Ensembles for Emergency Medical Operations

[128]T-CTES 1013—2019 医用防护类服装、隔离类用单分级和性能技术规范

[129]WS/T 311—2009 医院隔离技术规范

[130]WS/T 511—2016 经空气传播疾病医院感染预防与控制规范

[131]YY 0469—2004 医用外科口罩技术要求

[132]YY 0469—2011 医用外科口罩

[133]YY/T 0506.1—2005 病人、医护人员和器械用手术单、手术衣和洁净服 第1部分：制造厂、处理厂和产品的通用要求

[134]YY/T 0506.2—2016 病人、医护人员和器械用手术单、手术衣和洁净服 第2部分：性能要求和试验方法

[135]YY/T 0969—2013 一次性使用医用口罩

[136]YY/T 1633—2019 一次性使用医用防护鞋套

[137]YY/T 1642—2019 一次性使用医用防护帽

参考文献

[1]标准信息研究所. 共同了解护目镜标准[EB/OL]. （2020-04-03）[2020-05-06].
https：//www.cnis.ac.cn/ynbm/bzqbyjs/kydt/202004/t20200403_49665.html.

[2]标准信息研究所. 一次性使用医用手套国家标准解读[EB/OL]. （2020-03-
02）[2020-05-06]. https：//www.cnis.ac.cn/ynbm/bzqbyjs/kydt/202003/
t20200302_49480.html.

[3]标准信息研究所. 医用隔离衣标准解读[EB/OL]. （2020-02-20）[2020-05-06].
https：//www.cnis.ac.cn/ynbm/bzqbyjs/kydt/202002/t20200220_49404.html.

[4]邓敏，张萃逸，姚敏. 国内外医用手术衣的使用现状、发展趋势及技术标准[J].
中国感染控制杂志，2015，14（7）：499-504.

[5]国家标准馆. 新型冠状病毒爆发后，标准如何指导国内医用防护服进口？
[EB/OL]. （2020-02-14）[2020-05-06]. https：//www.cnis.ac.cn/bydt/kydt/202002/
t20200214_49309.html.

[6]国家卫生和计划生育委员会. 人感染H7N9禽流感诊疗方案（2017年第1版）[J].
中国病毒杂志，2017（01）：1-4. DOI：10.16505/j.2095-0136.2017.01.001.

[7]国家卫生计生委，安全监管总局，人力社会保障部，等. 国家卫生计生委等
4部门关于印发《职业病分类和目录》的通知：国卫疾控发〔2013〕48号[A/
OL]. （2013-12-23）[2020-04-15]. http：//www.nhc.gov.cn/jkj/s5898b/201312/3ab
bd667050849d19b3bf6439a48b775.shtml.

[8]国家卫生健康委办公厅，国家中医药管理局办公厅. 关于印发新型冠状病毒
肺炎诊疗方案（试行第七版）的通知：国卫办医函〔2020〕184号[A/OL].

（2020-03-03）[2020-05-06]. http：//www.nhc.gov.cn/yzygj/s7653p/202003/46c92 94a7dfe4cef80dc7f5912eb1989.shtml.

[9]国家卫生健康委办公厅. 关于加强疫情期间医用防护用品管理工作的通知（国 卫办医函〔2020〕98号）[A/OL].（2020-02-03）[2020-05-06]. http：//www.gov. cn/zhengce/zhengceku/2020-02/04/content_5474521.htm.

[10]国家药品监督管理局.总局关于发布医疗器械分类目录的公告（2017年第104 号）[A/OL].（2017-08-31）[2020-05-06]. http：//www.nmpa.gov.cn/WS04/ CL2138/300389.html.

[11]国务院应对新型冠状病毒肺炎疫情联防联控机制.《关于印发公众科学戴 口罩指引的通知》[A/OL].（2020-03-18）[2020-05-06]. http：//www.gov.cn/ xinwen/2020/03/18/content_5492709.htm.

[12]贾淑娟. 新发呼吸道传染病特点及防护[J]. 齐鲁护理杂志，2010，16（22）： 53-55. DOI：10.3969/j.issn.1006-7256.2010.22.038.

[13]李玉莲，蔡益民. 新发呼吸道传染病流行特点及应对策略[J]. 重庆医学， 2020，49（4）：2455-2458.

[14]中国人大网. 中华人民共和国传染病防治法（修订）[A/OL].（2004- 08-28）[2020-05-06]. http：//www.npc.gov.cn/wxzl/gongbao/2004-10/20/ content_5334615.htm.

[15]中国人大网. 中华人民共和国职业病防治法[A/OL].（2011-12-31）[2020-05- 06]. http：//www.npc.gov.cn/wxzl/gongbao/2012-03/05/content_1705146.htm.

[16]左双燕，陈玉华，等. 各国口罩应用范围及相关标准介绍[J].中国感染控制杂 志，2020，19（02）：109-116.

[17]Centers for Disease Control and Prevention, Interim Infection Prevention and Control Recommendations for Patients with Suspected or Confirmed Coronavirus Disease 2019 (COVID-19) in Healthcare Settings[EB/OL]. (2020-04-13) [2020- 05-06]. https://www.cdc.gov/coronavirus/2019-ncov/hcp/infection-control- recommendations.html.

[18]Centers for Disease Control and Prevention, National Center for Emerging and Zoonotic Infectious Diseases, Division of Healthcare Quality Promotion. Infection Control in Healthcare Personnel: Infrastructure and Routine Practices for Occupational Infection Prevention and Control Services[EB/OL]. (2019-10- 25) [2020-05-06].https://www.cdc.gov/infectioncontrol/pdf/guidelines/infection- control-HCP-H.pdf.

[19]Centers for Disease Control and Prevention, National Center for Emerging and

Zoonotic Infectious Diseases (NCEZID), Division of Healthcare Quality Promotion (DHQP), Isolation Precautions[EB/OL]. (2019-07-25) [2020-05-06]. https://www. cdc.gov/infectioncontrol/guidelines/isolation/index.html.

[20]Centers for Disease Control and Prevention, Interim Guidance on Infection Control Measures for 2009 H1N1 Influenza in Healthcare Settings, Including Protection of Healthcare Personnel[EB/OL].(2010-07-15)[2020-05-06].https://www.cdc.gov/ h1n1flu/guidelines_infection_control.htm.

[21]Centers for Disease Control and Prevention. Questions and Answers Regarding Respiratory Protection For Preventing 2009 H1N1 Influenza Among Healthcare Personnel and Strategies to Optimize the Supply of PPE and Equipment[EB/OL]. (2010-02-23) [2020-05-06]. https://www.cdc.gov/h1n1flu/guidelines_infection_ control_qa.htm.

[22]Centers for Disease Control and Prevention. Strategies for Optimizing the Supply of N95 Respirators[EB/OL]. (2020-04-20) [2020-05-06]. https://www.cdc.gov/ coronavirus/2019-ncov/hcp/respirators-strategy/index.html.

[23]Centers for Disease Control and Prevention. Strategies to Optimize the Supply of PPE and Equipment[EB/OL]. (2020-05-05) [2020-05-06]. https://www.cdc.gov/ coronavirus/2019-ncov/hcp/ppe-strategy

[24]Centers for Disease Control and Prevention. Use Personal Protective Equipment (PPE) When Caring for Patients with Confirmed or Suspected COVID-19[EB/ OL]. (2020-03-06) [2020-05-06] https://www.cdc.gov/coronavirus/2019-ncov/ downloads/A_FS_HCP_COVID19_PPE.pdf

[25]Electronic Code of Federal Regulations.PART 1910—OCCUPATIONAL SAFETY AND HEALTH STANDARDS[A/OL]. (1974-06-27) [2020-05-06]. https://www. ecfr.gov/cgi-bin/retrieveECFR?gp=1&SID=2edd1a1353c47e0edcc2ae203b7bf16b &ty=HTML&h=L&n=29y5.1.1.1.8&r=PART#_top.

[26]Emanuel EJ, Persad G, Upshur RP, et al. Fair allocation of scarce medical resources in the time of Covid-19. N Engl J Med, 2020. DOI: 10.1056/NEJMsb2005114 (Epub ahead of print).

[27]He X J, Reponen T, McKay R T, et al. Effect of particle size on the performance of an N95 filtering facepiece respirator and a surgical mask at various breathing conditions. Aerosol Science and Technology, 2013, 47: 11, 1180-1187. DOI: 10.1080/02786826.2013.829209.

[28]Lisa Brosseau and Roland Berry Anm. N95 Respirators and Surgical Masks[EB/

OL]. (2009-10-24) [2020-05-06]. https://blogs.cdc.gov/niosh-science-blog/2009/10/14/n95/

[29]Official Journal of the European Union.on personal protective equipment and repealing Council Directive 89/686/EEC: REGULATION (EU) 2016/425[A/OL]. (2016-03-09) [2020-05-06]. https://eur-lex.europa.eu/legal-content/EN/TXT/HTML/?uri=CELEX: 32016R0425&qid=1586330422528&from=EN#d1e40-51-1.

[30]Qian Y G, Willeke K, Grinshpun S A, Donnelly & Christopher et al. Performance of N95 Respirators: Filtration Efficiency for Airborne Microbial and Inert Particles, American Industrial Hygiene Association Journal, 1998, 59: 2, 128-132. DOI: 10.1080/15428119891010389.

[31]Rajeev B. Patel, Shaji D. Skaria, Mohamed M. Mansour & Gerald C. Smaldone (2016) Respiratory source control using a surgical mask: An in vitro study, Journal of Occupational and Environmental Hygiene, 13: 7, 569-576. DOI: 10.1080/15459624.2015.1043050

[32]The National Institute for Occupational Safety and Health, Influenza (FLU) in the Workplace[EB/OL]. (2018-03-08) [2020-05-06]. https://www.cdc.gov/niosh/topics/flu/respiratory.html.

[33]The National Personal Protective Technology Laboratory, Respirator Evaluation in Acute Care Hospitals Study (REACH) [EB/OL]. (2018-01-12) [2020-05-06]. https://www.cdc.gov/niosh/npptl/reach.html.

[34]U.S. Food and Drug Administration. FAQs on Shortages of Surgical Masks and Gowns[EB/OL]. (2020-04-09) [2020-05-06] https://www.fda.gov/medical-devices/personal-protective-equipment-infection-control/faqs-shortages-surgical-masks-and-gowns.

[35]U.S. Food and Drug Administration. NIOSH-Approved Air Purifying Respirators for Use in Health Care Settings During Response to the COVID-19 Public Health Emergency[A/OL]. (2020-03-28) [2020-05-06]. https://www.fda.gov/media/135763/download.

[36]Viscusi D J, Bergman M, Sinkule E, et al. Evaluation of the filtration performance of 21 N95 filtering face piece respirators after prolonged storage. American Journal of Infection Control, 2009, 37 (5), 381-386. https://doi.org/https://doi.org/10.1016/j.ajic.2008.09.021.

[37]World Health Organization. Infection prevention and control of epidemic-and pandemic prone acute respiratory infections in health care[EB/OL]. (2014-

04) [2020-05-06]. https://www.who.int/csr/bioriskreduction/infection_control/publication/en/.

[38]World Health Organization.Clinical management of severe acute respiratory infection when COVID-19 is suspected [R/OL]. (2020-03-13) [2020-05-06]. https://www.who.int/publications-detail/clinical-management-of-severe-acute-respiratory-infection-when-novel-coronavirus- (ncov) -infection-is-suspected.

[39]World Health Organization.Infection prevention and control of epidemic-and pandemic prone acute respiratory infections in health care-WHO guidelines[R/OL]. (2014-04) [2020-05-06]. https://apps.who.int/iris/bitstream/handle/10665/112656/9789241507134_eng.pdf;jsessionid=9A3F41F4638206B90D2B65EE3CA4AB24?sequence=1.

[40]WU J Y, LIU L L, WANG G L, et al. One Health in China[J]. Infect Ecol Epidemiol, 2016, 6 (1): 33843.

附　录

口罩（防护口罩除外）评测表

评测人姓名		评测人性别	□男　　□女	评测人年龄	
联系方式		单位／部门		口罩编号	
入排标准	纳入标准： 1.18～55岁，性别不限。 2.医疗机构工作人员。 3.面部及耳部皮肤无损伤，感觉功能正常。 4.头部大小适中。 排除标准： 已知皮肤严重过敏体质。				
评测要求	1.按产品适用范围正确佩戴使用。 2.持续佩戴2小时及以上。 3.若佩戴过程出现严重过敏反应，终止试验，并记录使用时长。 4.不能在手术环境试验，不能在有皮肤过敏原环境（如化学实验室、动物实验室等）中试验。 5.不能在其他可能影响试验结果公正性环境（如雨天室外等）中试验。				
鼻梁条塑形效果 （1～5分）	1分：完全不能塑形，压下会明显弹开。 2分：有轻微塑形效果，压下后部分弹开。 3分：塑形效果一般，压下后轻微弹开，与鼻梁间有明显缝隙。 4分：塑形效果良好，压下不会弹开，与鼻梁有细微缝隙，有漏气现象。 5分：塑形效果极好，完美贴合鼻梁，无漏气现象。				
耳带舒适度 （耳挂式） （1～5分）	1分：戴上有明显拉扯感，短时间内耳朵疼痛。 2分：戴上有明显紧绷感，一段时间后耳朵疼痛。 3分：戴上有轻微紧绷感，一段时间后耳朵有不适，但无明显疼痛。 4分：戴上有轻微紧绷感，一段时间后耳朵无不适，无疼痛。 5分：戴上后松紧适中，舒适。				

面料舒适度 （1—5分）	1分：戴上后有硬挺粗糙感、明显刺痒感，皮肤发红。 2分：戴上后有粗糙感，轻微刺痒。 3分：戴上后有轻微颗粒感，无刺痒。 4分：戴上后感觉较柔软、舒适。 5分：戴上后感觉柔软、舒适、细腻。

符合入排标准，熟知评测要求。

评测人签名：　　　　　　时间：

口罩编号	佩戴日期	佩戴时间	评测指标		
			鼻梁条塑形效果 （1～5分）	耳带舒适度 （1～5分）	面料舒适度 （1～5分）